いちばんわかりやすい

図解

すい臓の病気

静岡県立静岡がんセンター
総長　肝胆膵外科
上坂克彦 監修
Uesaka Katsuhiko

成美堂出版

はじめに

本書を手に取っていただき、ありがとうございます。すい臓は、胃腸や肝臓といった他の消化器系の臓器に比べると一般になじみが薄く、日頃から関心を抱いている人は少ないようです。「すい臓と言われても、よく知らない」という人がほとんどでしょう。今読んでいただいているあなたは、ご自身またはは知り合いの方がすい臓の病気にかかっているなど、何らかの理由ですい臓に関心を持たれたのかもしれません。

実際すい臓は、胃の裏側にある目立たない臓器です。重さ100g前後のベージュ色の臓器で、手術でお腹を開いただけでは見えません。前面に覆いかぶさっている胃や大腸(横行結腸)をよけるとはじめて見えてきます。もともとベージュ色なので、周辺の脂肪の色と似ています。高齢や肥満の人では、すい臓の組織が薄黄色の脂肪に置き換わっていくことがしばしば起こりますが、こうなると専門家でもどこまでがすい臓なのか、輪郭を追うのが難しくなってしまいます。

そんな目立たないすい臓ですが、人間が健康に生きていくために大切な働きを二つしています。一つは、消化酵素を大量に含むすい液を作る外分泌機能、もう一つはインスリンなどのホルモンを作る内分泌機能です。病気のためにすい臓に障害が生ずると、これら二つの機能が低下します。外分泌機能が低下するとすい液の量が減少し、消化不良となり栄養障害を起こします。内分泌機能が低下すると、インスリンの分泌量が減り糖尿病になります。しかし、消化不良や糖尿病になっても、症状を自覚するまでには時間がかかります。症状が乏しいために病気が見つかりにくい、気がついたときには病気が進行している、といった特徴から、すい臓は肝臓と並んで「暗黒大陸」「沈黙の臓器」などと呼ばれてきました。症状が出にくいにもかかわらず、実際に病気になると、重大な問題を引き起こすのです。

近年、日本人の中ですい臓の病気が増えています。その代表が慢性すい炎とすい臓がんです。特に私が専門の一つとしているすい臓がんは、増え方が尋常ではありません。2000年に日本で新たにすい臓がんと診断された人は約2万人でしたが、2019年には約4万4千人と、わずか20年ほどの間に倍以上となりました。すい臓がんがなぜ増えているのかはよくわかっていませんが、この恐ろしいすい臓がんを克服するために、全国の専門施設で日夜精力的に研究を進めています。

本書は、一般にはあまりなじみのないすい臓とその病気について、なるべくわかりやすく解説することを目指して企画されました。本書が、読んで下さった皆様のすい臓についての理解の一助になれば幸いです。

静岡県立静岡がんセンター
総長　肝胆膵外科
上坂　克彦

もくじ

第3章　すい臓の炎症などの病気

第4章 すい臓の腫瘍

第5章　すい臓にやさしい生活習慣

第1章

すい臓の基礎知識

すい臓のしくみ

すい臓の位置と構造

胃の裏に隠れた、おたまじゃくしのような形の臓器。

すい臓は、食べたものを消化する酵素（すい酵素）を作ってすい液として分泌したり、インスリンに代表されるホルモンを分泌したりする臓器です。形は十二指腸から脾臓《ひぞう》にかけて横長に伸びるおたまじゃくしのようで、幅約3㎝、全長約15㎝。ちょうど胃の後ろ側に隠れたように位置します。十二指腸側の膨らんだ部分が「すい頭部」、真ん中が「すい体部」、脾臓に近い部分が「すい尾部」です。すい臓の中央には「すい液」を流す太さ2～3㎜の「主すい管」が走行し、すい頭部には肝臓から「胆汁《たんじゅう》」を運ぶ「総胆管」と呼ばれる管状の臓器が縦に伸び、主すい管と総胆管は十二指腸乳頭《にゅうとう》（ファーター乳頭）で合流して十二指腸に口を開いています。ここですい液と胆汁とが協力しながら食べ物の消化、吸収を助けます。

またすい臓の周囲には、「腹腔動脈《ふくくうどうみゃく》」「総肝動脈」「上腸間膜動脈《じょうちょうかんまく》」や、小腸や大腸から集めた血液を肝臓に送る「門脈《もんみゃく》」など大切な血管が走っています。すい臓ん（86ページ）では、がんと血管の関係が、手術できるかどうかの判断材料になります。

すい臓の位置と構造

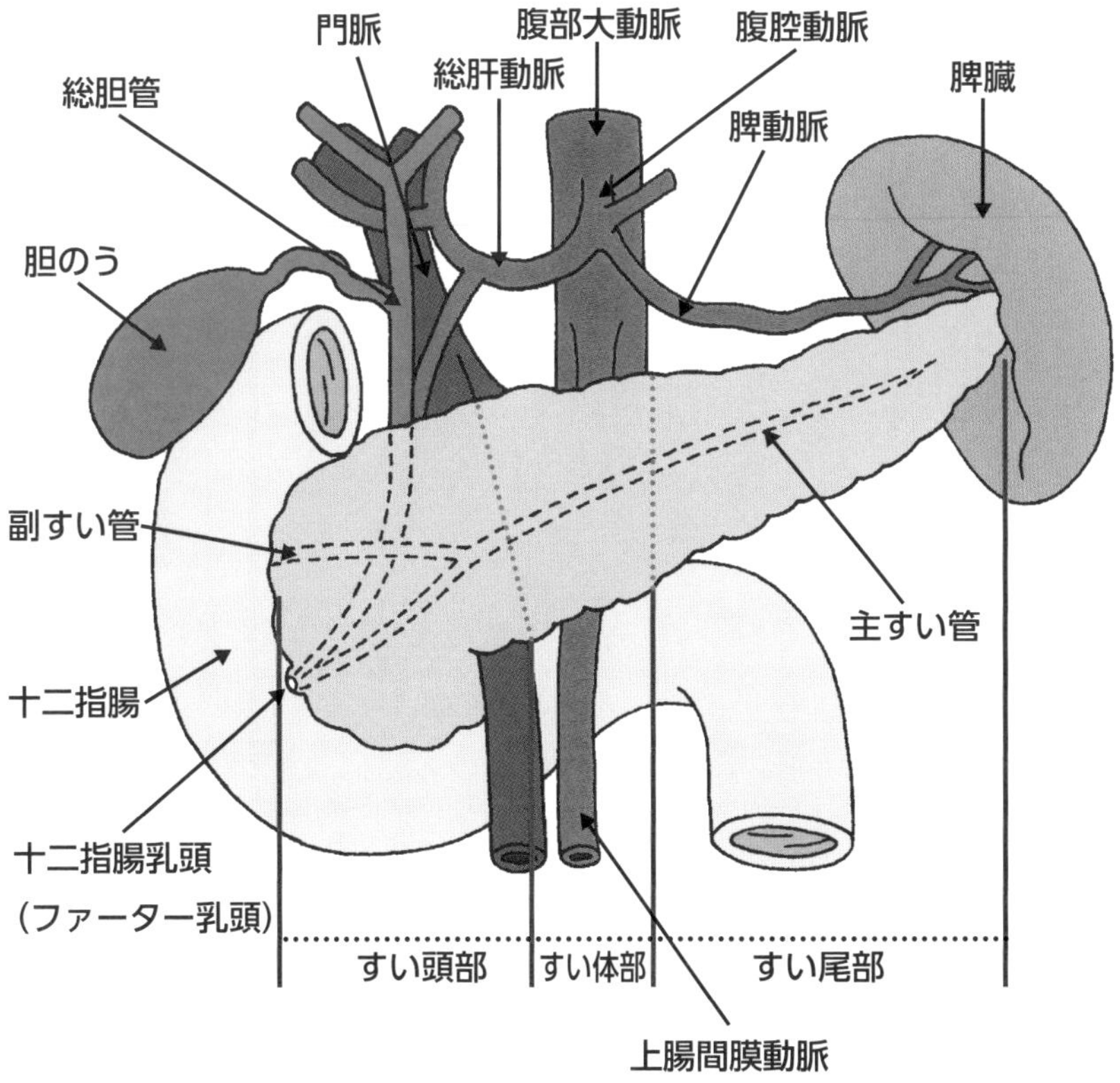

胃の裏に隠れている

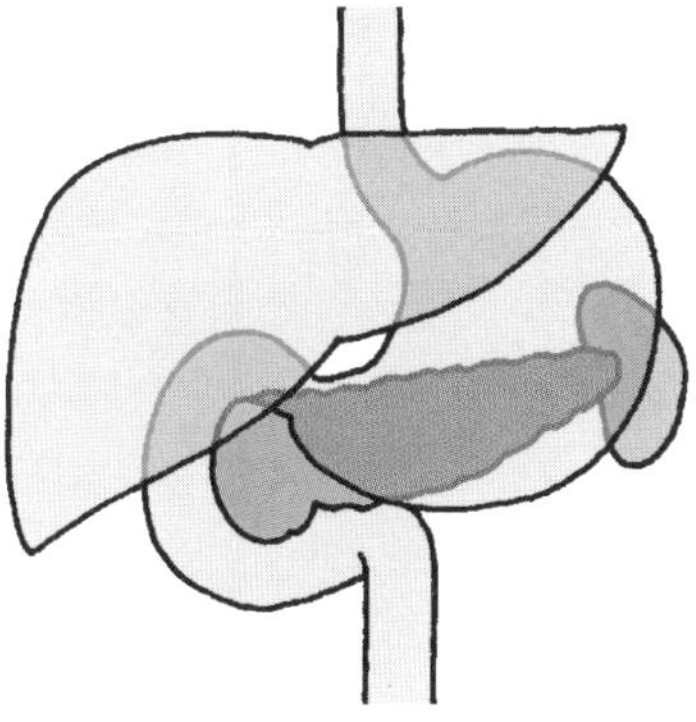

すい臓は、頭部を除いた多くが胃に隠れたようになっているため、腹部超音波検査（30ページ）などで観察しにくい。

すい臓のしくみ

肝・胆・すいで連携

肝臓、胆管・胆のう、すい臓は、互いに影響し合って働いている。

「肝臓、胆管・胆のう、すい臓」は互いに隣接し、それぞれが持つ機能を活かし、相互協力しながら消化・吸収を担っています。そのため「肝・胆・すい」と一括りで扱われることもよくあります。肝臓と胆管・胆のうの役割は次のとおりです。

肝臓 右上腹部にある重さ1〜1.5kgの大きな臓器。主な働きは①栄養素の貯蔵、分解、合成 ②アルコールや薬物などの解毒 ③脂肪の消化・吸収を担う「胆汁」(脂肪を細かくして吸収、消化を助ける消化液)を作る。

胆のう 胆汁を一時的に貯めて濃縮する洋梨のような形の臓器。

胆管 肝臓の中に無数にある肝内胆管として始まり、肝臓から外に出ると太く1本にまとまり、胆のうから伸びる胆のう管と合流。これが総胆管で、太さ約6〜8㎜、長さ約15㎝。総胆管はすい臓の中を通って、すい液を運ぶ主すい管と合流して十二指腸につながり、肝臓で作られた胆汁を十二指腸に流し、すい液とともに消化・吸収を助ける。

肝・胆・すいの位置関係

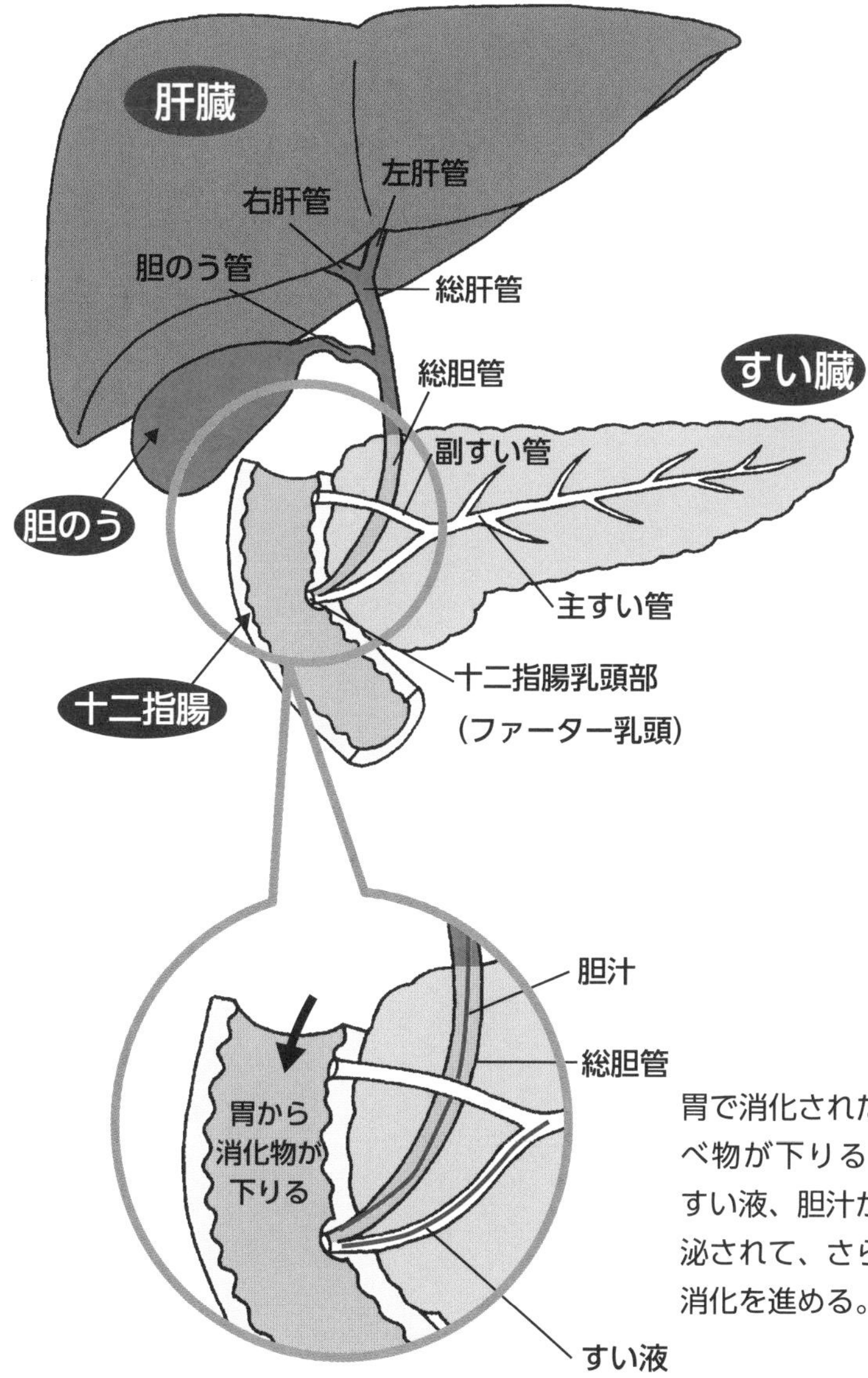

胃で消化された食べ物が下りると、すい液、胆汁が分泌されて、さらに消化を進める。

すい臓の働き

消化を進め、血糖値を調整する

すい臓には外分泌機能と内分泌機能の二つの働きがある。

すい臓には主に二つの働きがあり、一つは食べたものを消化するための消化液(すい液)を作り分泌する働き(外分泌機能、16ページ)、もう一つはインスリンなどのホルモンを分泌する働き(内分泌機能、18ページ)です。

すい臓を顕微鏡で見ると、外分泌をつかさどる細胞と内分泌をつかさどる細胞が見られます。

外分泌をつかさどる部分では外分泌腺の外分泌細胞が消化酵素(すい酵素)を作り、すい液として十二指腸に分泌し、消化を進めます。何かしらの原因ですい液の分泌に障害が起こると消化不良を起こしたり、すい臓に炎症が起こったりします。

内分泌をつかさどる内分泌腺は、別名「ランゲルハンス島」と呼ばれます。ここにある内分泌細胞は、様々なホルモンを分泌します。その代表が血糖値を下げる働きのある「インスリン」です。

慢性すい炎(64ページ)などですい臓が障害を受けると、ホルモン分泌に支障をきたして血糖値が上昇し、すい性糖尿病(72ページ)を発症します。

外分泌線と内分泌腺

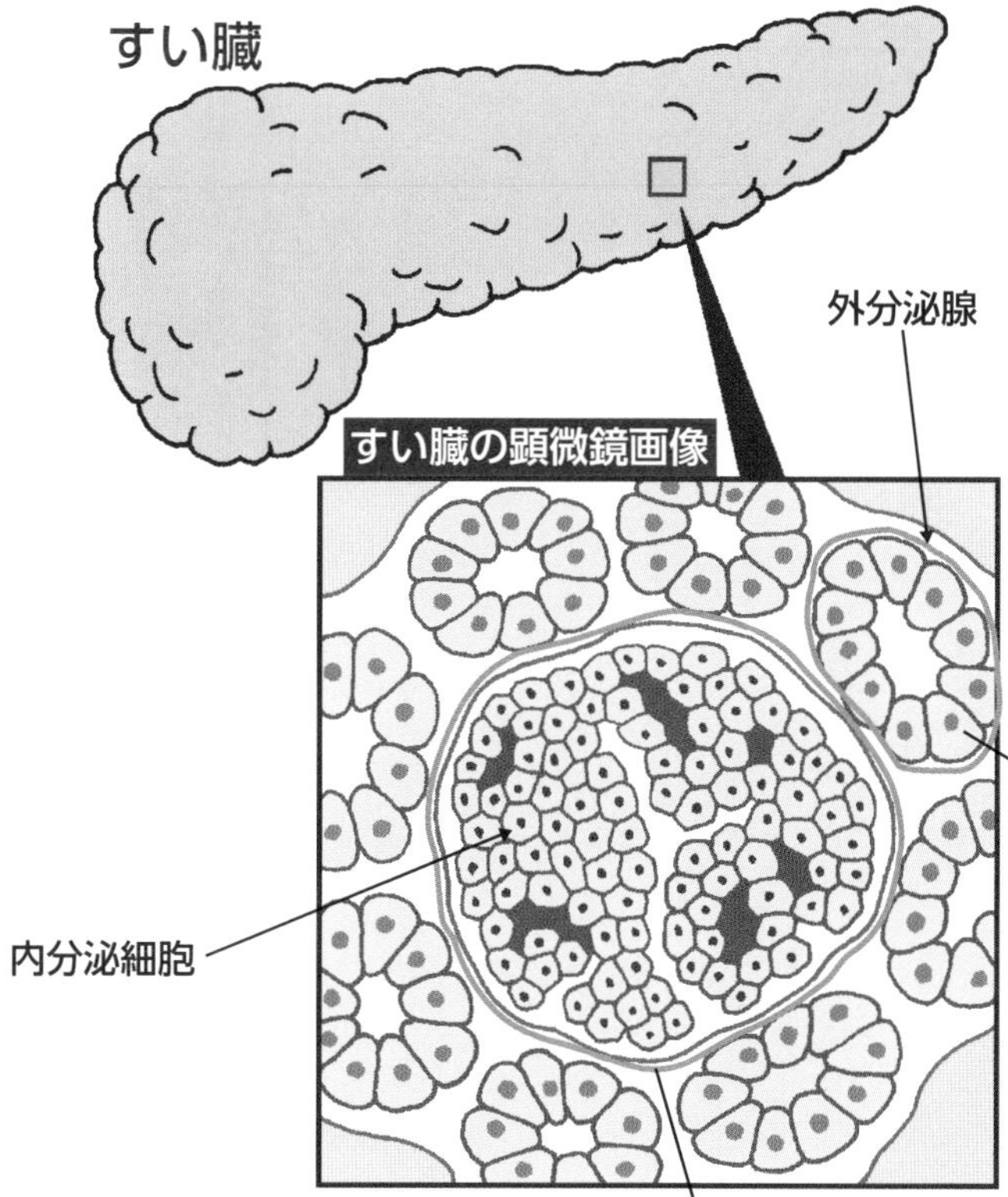

外分泌細胞（腺房細胞）
すい液を産生、分泌し、食べたものの消化を助ける。

内分泌腺（ランゲルハンス島）
すい臓の組織内に100万個以上点在する島状の内分泌細胞群。インスリン、グルカゴン、ソマトスタチンなどのホルモンを分泌する。

糖尿病

すい臓から出るインスリンが十分に働かないため、血液中を流れる「ブドウ糖」という糖が増えてしまう病気。放置すると様々な合併症が起こる。

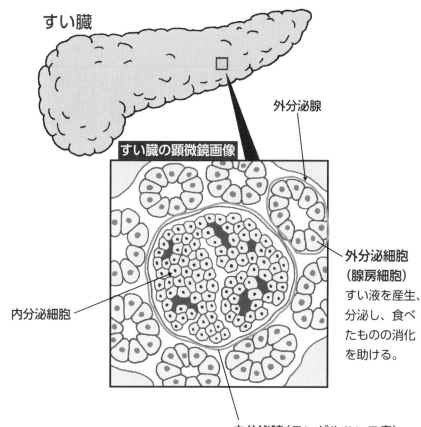

すい臓の働き

消化・吸収に関わる外分泌機能

消化酵素（すい酵素）を含むすい液を分泌し、消化・吸収を進める。

外分泌機能とは、食べたものを消化・吸収するために働く「すい液」を分泌する機能です。口から入った食べ物が食道から胃に入ると、胃の内側から分泌される胃液と胃の筋肉の運動で消化されドロドロになり、十二指腸に流れます。すると十二指腸から「セクレチン」や「コレシストキニン」と呼ばれる消化管ホルモンが分泌され、これを合図にすい臓からすい液が分泌されます。

すい液は弱アルカリ性の液体で、たんぱく質分解酵素の「トリプシン」「キモトリプシン」「カルボキシペプチダーゼ」、糖質分解酵素の「アミラーゼ」、脂肪分解酵素の「リパーゼ」などの消化酵素（すい酵素）を含み、総胆管から流れ出る胆汁と協力しながら消化を進めます。

食べたものはここでアミノ酸やブドウ糖などの栄養素に分解され、小腸に進みながら体内に吸収されます。

分解されなかった食物繊維などは消化液とともに大腸に運ばれ、水分や電解質が吸収されながら、最後は便となって排泄されます。

外分泌機能のしくみ

①
食べたものは、胃液と胃の筋肉の運動で消化される。

②
胃で消化されてドロドロになった食べ物が十二指腸に下りると、すい液が分泌される。

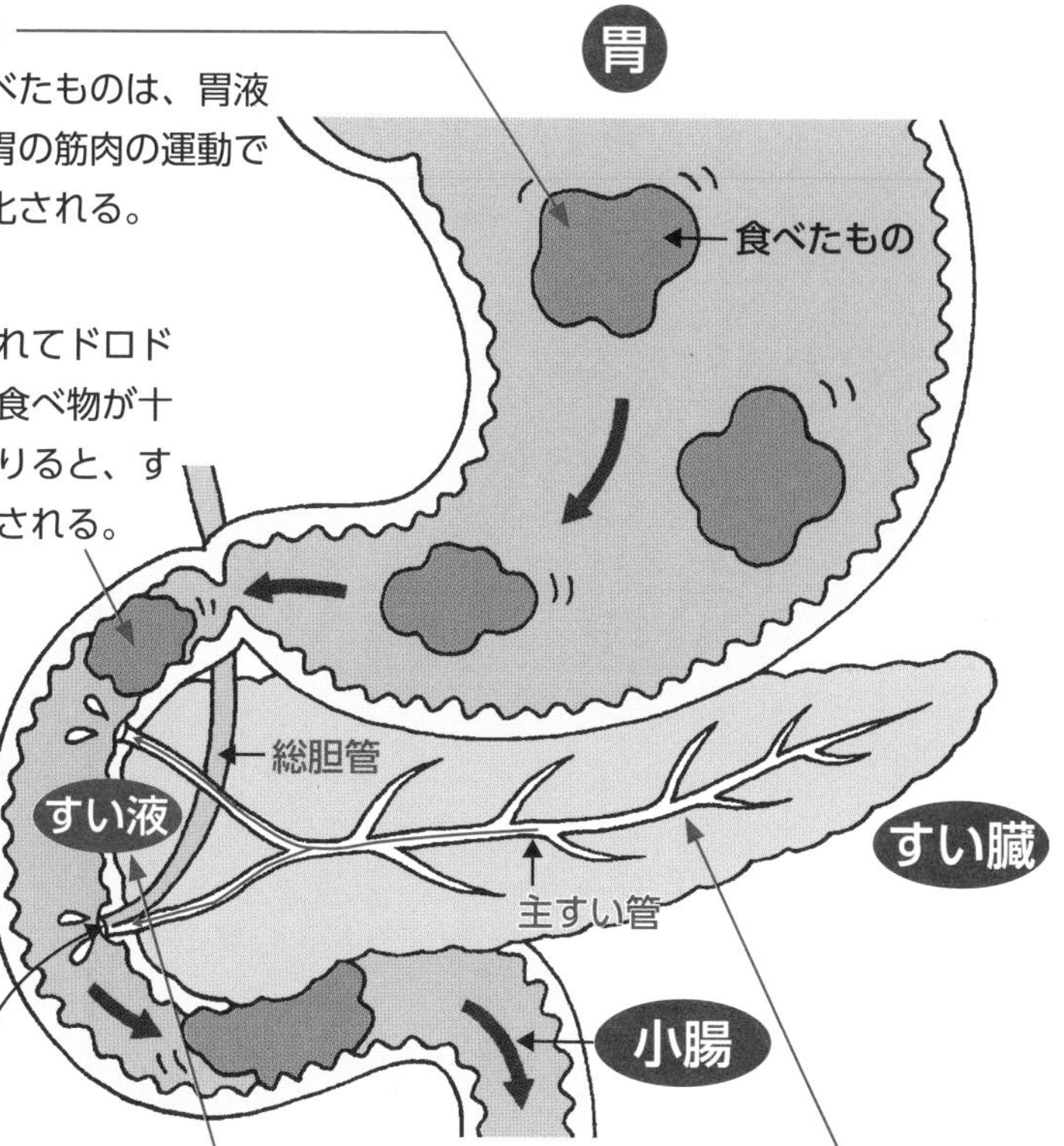

④
すい液は十二指腸乳頭（ファーター乳頭）で胆汁と合流して消化を進める。

③
すい臓で作られたすい液はすい管（主すい管）を流れて十二指腸に向かう。

1日に分泌されるすい液は
約500～1000ｍL

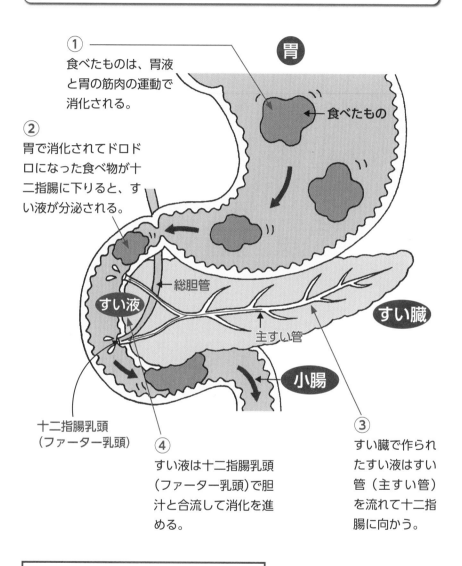

すい臓の働き

血糖値の調整に関わる内分泌機能

血糖値を調節するための大切なホルモンを分泌。

内分泌機能とは、ホルモンを分泌する働きです。すい臓のホルモンは、「ランゲルハンス島」と呼ばれる内分泌細胞の集まりで作られ、主として血糖を調整しています。すい臓で作られるホルモンには主に次の3つがあります。

グルカゴン　ランゲルハンス島のα《アルファ》細胞から分泌され、血糖値が下がると分泌が亢進。肝臓に貯蔵されたグリコーゲン（筋肉に蓄えられる糖の一種）を分解したり、アミノ酸からグルコース（ブドウ糖）を生成したりして、血糖値を上昇させます。

インスリン　β《ベータ》細胞から分泌され、血糖値が上がると分泌が亢進。骨格筋、脂肪、肝臓などの細胞内にグルコースを取り込み、血糖値を下げます。インスリンを分泌するβ細胞はランゲルハンス島の約7割を占め、β細胞の機能が落ちるとインスリンの分泌が減少して血糖値が上昇し、糖尿病になります。

ソマトスタチン　δ《デルタ》細胞から分泌。α、β細胞に作用してインスリンやグルカゴンの分泌を抑制しながら、血糖値のバランスを取ります。

内分泌機能のしくみ

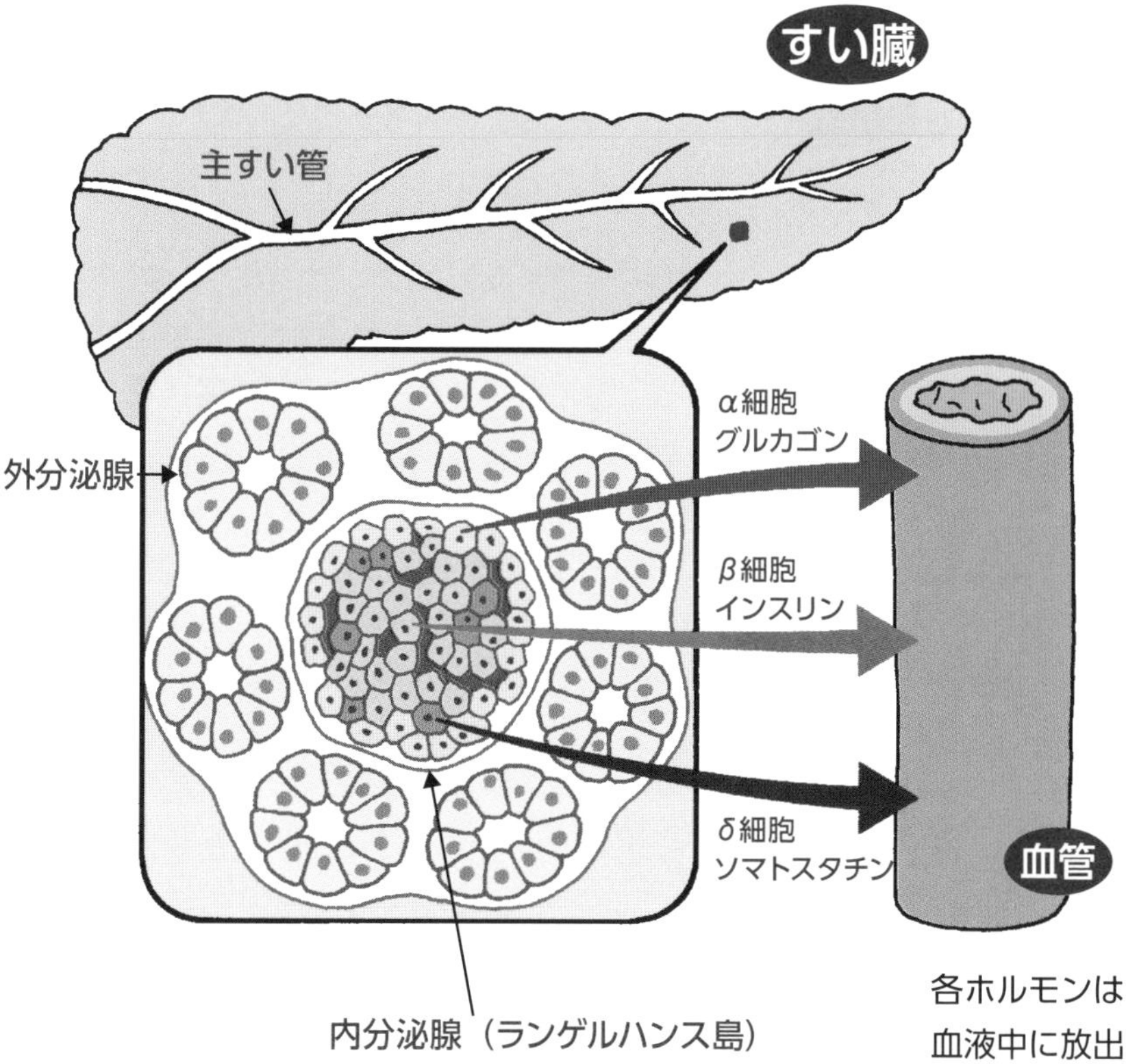

各ホルモンは、血液中に放出される。

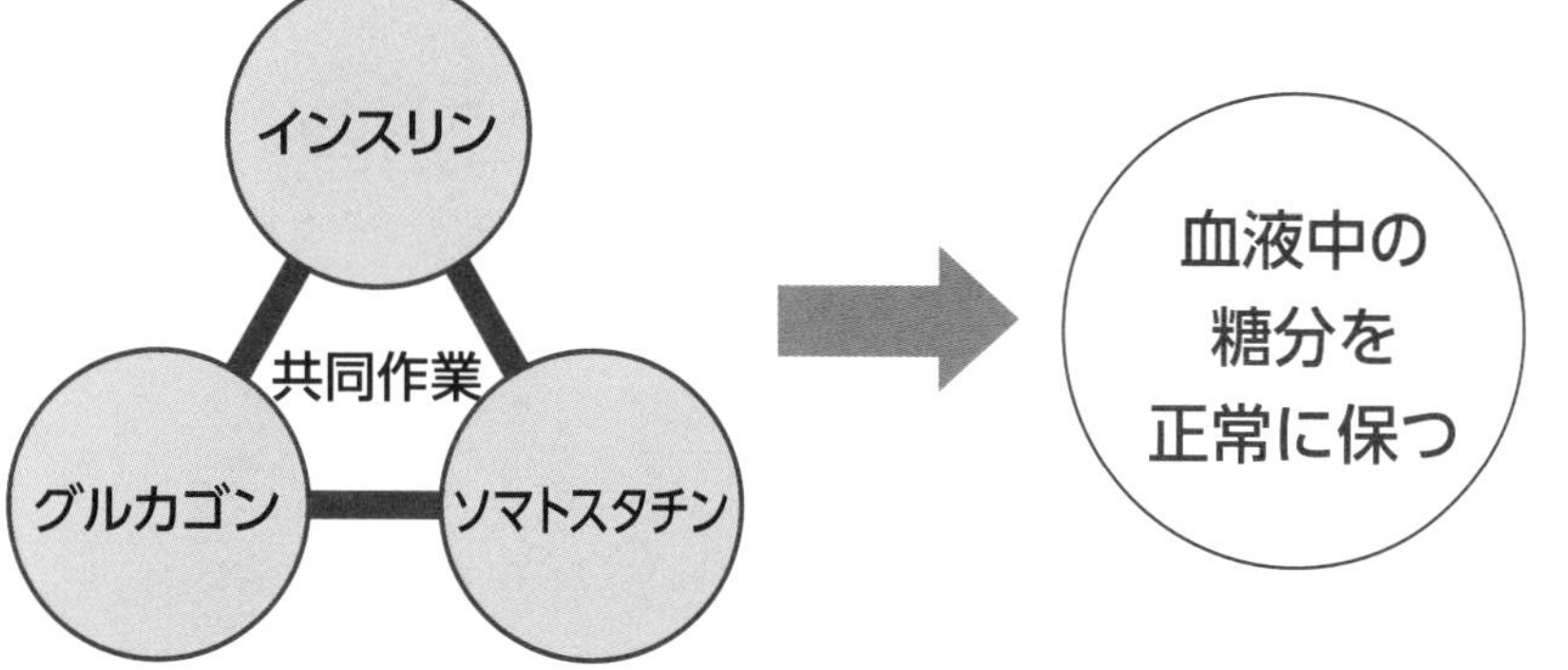

Column

「ランゲルハンス島」「インスリン」の名前の由来

ランゲルハンス島という名前は、その発見者でドイツの医学生「パウル・ランゲルハンス」から名づけられました。1869 年、21 歳のパウルは顕微鏡ですい臓の細胞を観察するうちに、細胞が集まった「島」を発見します。ところがその島の役割はわからないまま、40 歳という若さで亡くなります。

翌年、すい臓を失った犬が糖尿病を発症することが知られ、1893 年、フランスの解剖学者が、パウルが発見したすい臓の「島」からホルモンが分泌されるのではないかと提唱。発見者の名を残し、その島に「ランゲルハンス島」という名前をつけました。のちにランゲルハンス島が分泌するホルモンが不足すると糖尿病を発症することが明らかになり、ホルモンの名は「島」を示すラテン語 (insula《インスラ》) から「インスリン」と名づけられました。

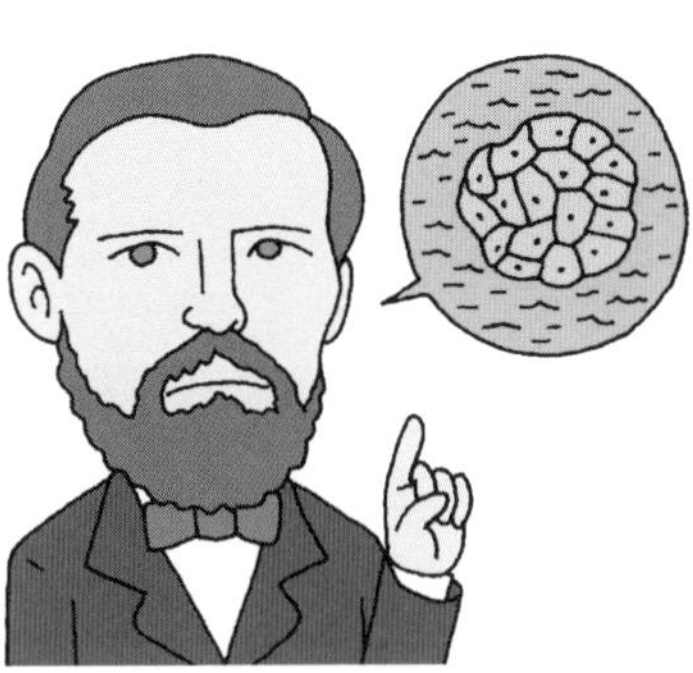

第2章

受診と検査

受診

まずは消化器科を受診して

最寄りの消化器科からより詳しい検査や診察が受けられる医療機関へ。

腹痛や背部痛を繰り返し「すい臓の病気が心配」という場合、あるいは健康診断の血液検査や画像検査などの結果、すい臓の診察を勧められたなら、消化器科のある最寄りの医療機関で診てもらいましょう。

消化器科では、問診や表れている症状をもとに、血液検査や腹部超音波検査（30ページ）などを行います。その結果、すい臓の病気が疑われれば、さらに専門的な検査や診察に進みます。

その場合、総合病院や大学病院、がんセンターなど高度医療機関に紹介されることが多く、消化器科の中でも「肝臓・胆のう・すい臓」の関連する臓器に詳しい専門医が担当することになります。

どこの医療機関がよいかは、診察を受けた消化器科医と相談の上、適切な医療機関に紹介状（診療情報提供書）を書いてもらいましょう。

また「日本膵臓学会」は、日本膵臓学会認定指導医や指導施設をホームページで公表（左ページ）。肝、胆、すいの専門医を探すときの参考になります。

すい臓の病気が心配なとき

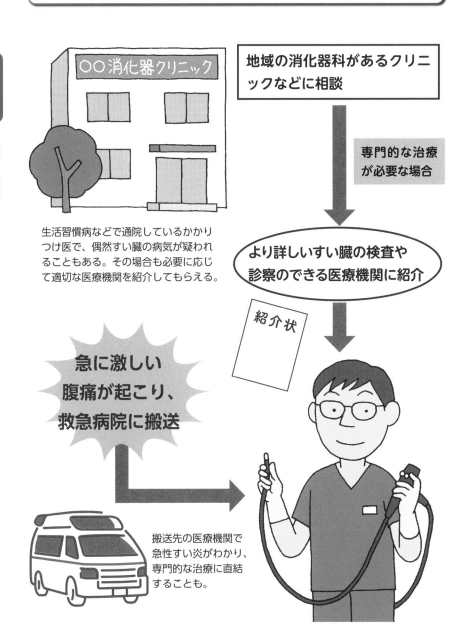

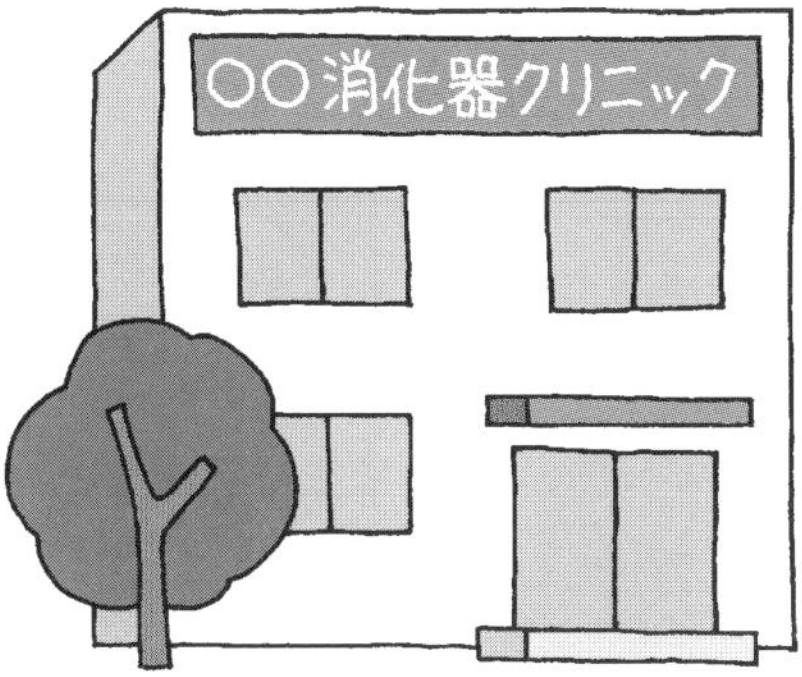

生活習慣病などで通院しているかかりつけ医で、偶然すい臓の病気が疑われることもある。その場合も必要に応じて適切な医療機関を紹介してもらえる。

地域の消化器科があるクリニックなどに相談

↓ 専門的な治療が必要な場合

より詳しいすい臓の検査や診察のできる医療機関に紹介

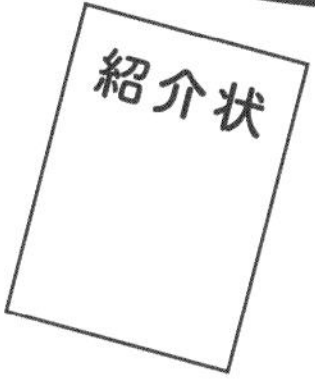

↓

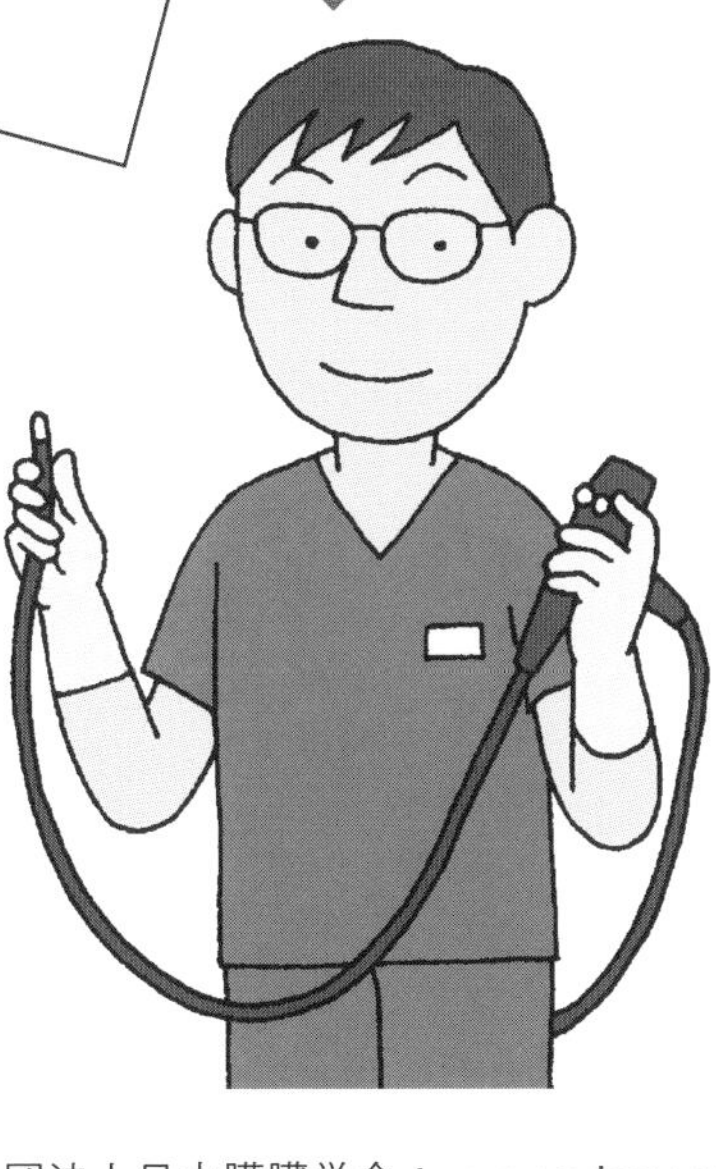

急に激しい腹痛が起こり、救急病院に搬送

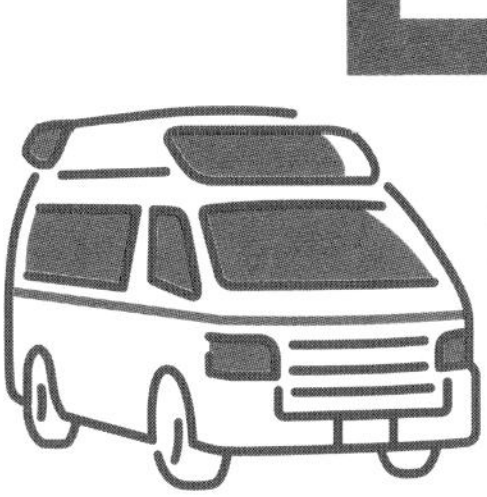

搬送先の医療機関で急性すい炎がわかり、専門的な治療に直結することも。

一般社団法人日本膵臓学会：www.suizou.org

受診

医療機関での診察と検査

問診・診察のあと、血液、尿検査、画像検査で調べる。

はじめて医療機関にかかると、次のような流れで診察、検査を行います。

問診・診察　いつ頃から、どのような症状があるのか。腹痛や背部痛、吐き気などがあるなら、どんなときに症状が表れるのか。親族にすい臓の病気（急性すい炎・慢性すい炎やすい臓がんなど）、糖尿病の人がいるかどうか。飲酒、喫煙、食事の嗜好《しこう》（例：揚げ物など脂っこい食事が多い）などについて問診を受けます。

問診のあとはお腹の触診《しょくしん》の他、白目や皮膚に黄疸《おうだん》が出ていないかなどを診て、すい臓病のサインがないかどうか診察します。胃腸など他の消化器系の病気の可能性もチェックします。

検査　血液検査や尿検査で、すい臓、肝臓、胆道系の機能、がん診断の補助になる腫瘍《しゅよう》マーカー（28ページ）などを調べます。次にお腹の状態を見るために腹部超音波検査、さらに詳しく調べる必要がある場合は、造影ＣＴ、ＭＲＩ検査などに進みます。受診した医療機関にＣＴやＭＲＩなどの設備がない場合、設備のある病院に紹介されることがあります。

診察・検査の流れ

受診

↓

問診

- 自覚症状
- 飲酒、喫煙
- 糖尿病の有無
- 家族歴、既《き》往《おう》歴など

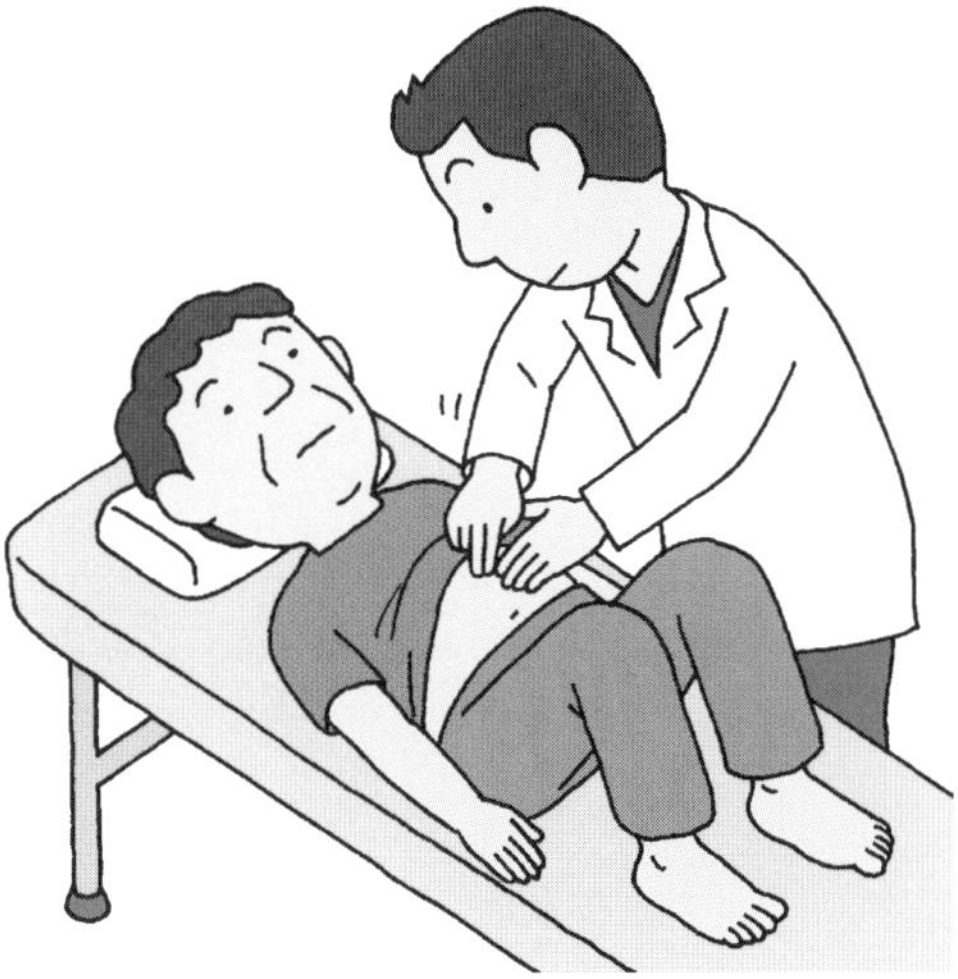

↓

診察（触診・聴診） → 血液検査・尿検査
腹部超音波検査

すい臓の病気が疑われる

専門的な検査や
治療が必要な場合

詳しい検査や診察のできる医療機関へ

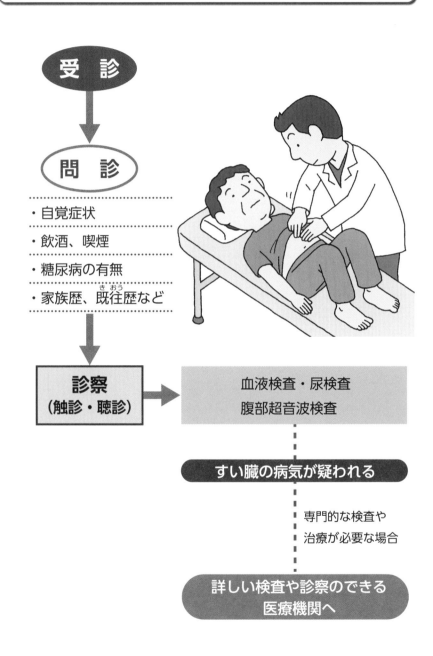

血液・尿検査

血液や尿ですい臓の状態を調べる

血液や尿中の消化酵素の数値で、すい臓が障害されていないか調べる。

血液検査ですい臓の病気を調べる場合、貧血などを見る血液一般検査、肝機能や腎機能などを調べる生化学検査などの基本的な検査に、すい臓に関連する検査項目をプラスします。

すい臓機能を調べる検査項目は、アミラーゼ（でんぷん〈糖質〉を分解する酵素）、リパーゼ（脂肪を分解する酵素）、リパーゼの作用を補助する膵《すい》PLA_2（すいホスホリパーゼA_2）、トリプシンやエラスターゼ1（ともにたんぱく質分解酵素）などのすい酵素の他、血糖値やHbA1c（ヘモグロビンエーワンシー／過去1～2カ月の血糖値の平均を示す値）などです。

他にCEA、CA19‐9などの腫瘍マーカーをチェックして、すい臓がんの可能性を調べることもあります（28ページ）。

尿検査では、尿の中に糖やすい酵素のアミラーゼが出ていないかなどをチェックします。

すい臓の病気は、血液検査、尿検査、腹部超音波検査（30ページ）などの結果を踏まえて、より精査が必要なら造影CTやMRI検査に進みます。

血液検査で調べる消化酵素（すい酵素）

アミラーゼ

でんぷん（糖質）を分解する酵素で、唾液腺《だえきせん》とすい臓から分泌される。急性すい炎・慢性すい炎などですい臓の細胞が壊れると血液中に流れ出て、高値になる。尿中アミラーゼ検査と合わせて判断することもある。

リパーゼ

脂肪を分解する酵素。すい臓の細胞が破壊されると血中に流れ出る。リパーゼはすい臓以外の病気の影響は受けないため、高値を示すときはすい臓の病気の可能性が高い。

膵 PLA_2（すいホスホリパーゼ A_2）

リパーゼの作用を補助する役目を持つ酵素。初期の急性・慢性すい炎の悪化に伴い高値を示すが、外分泌機能の衰えとともに異常低値になる。

トリプシン

たんぱく質分解酵素。急性すい炎で高値になり、上昇期間がアミラーゼよりも長く、すい臓疾患の診断や経過観察に有用。

エラスターゼ1

たんぱく質分解酵素。急性すい炎、慢性すい炎、すい臓がんなどで異常値を示し、腫瘍マーカーとともに調べることもある。

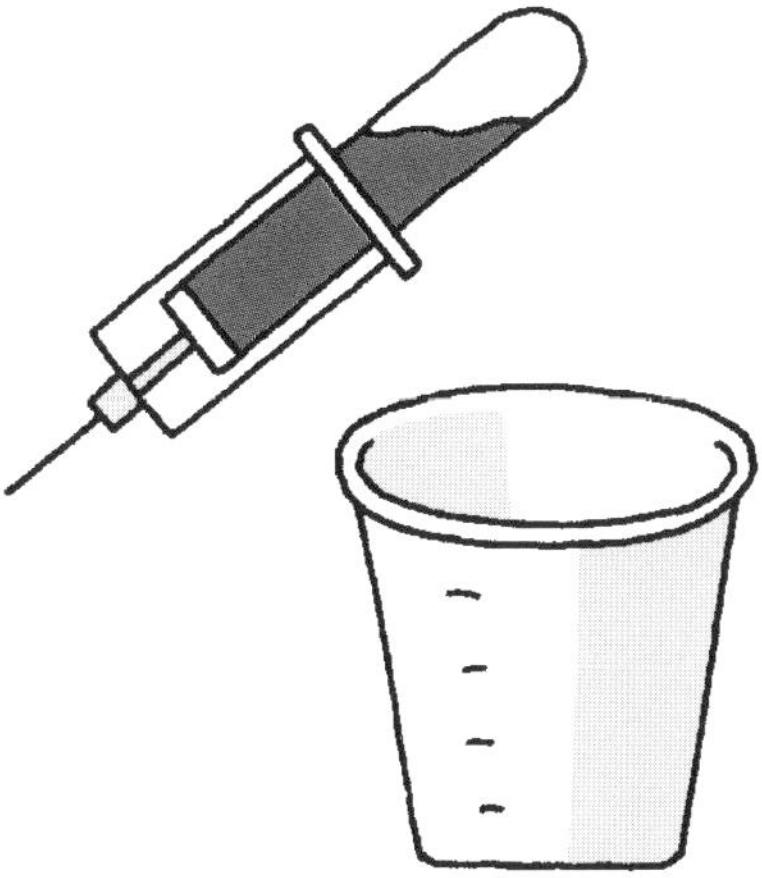

血液・尿検査

すい臓がんと腫瘍マーカー

腫瘍マーカーは、すい臓がんの診断材料の一つ。

体内にがんができると、がんの種類によっては健康なときには存在しない物質が産生され、血液中に放出されます。これが「腫瘍マーカー」で、これを調べる検査が「腫瘍マーカー検査」です。

がんの種類に合わせて種類も多くあり、すい臓がんの対象になるのは「CA19-9」「Span-1」「DUPAN-2」「CEA」などです。いずれもすい臓がんがあると異常値を示しやすいものです。

腫瘍マーカーは、がんの診断のみならず、治療効果の判定や予後の予測をするために用いられます。

しかし、腫瘍マーカーは、胃や大腸など他の消化器系のがんでも高値になることがあり、すい臓がんだけに反応する腫瘍マーカーはありません。また、すい臓がんであっても全く高値にならない人もいます。さらに腫瘍マーカーは、すい臓がんの早期診断には役立ちません。

腫瘍マーカーは、メリットと限界を知った上で画像検査などと組み合わせて、がんを総合的に診断するものということを理解しておきましょう。

各腫瘍マーカーによるすい臓がん検出の感度

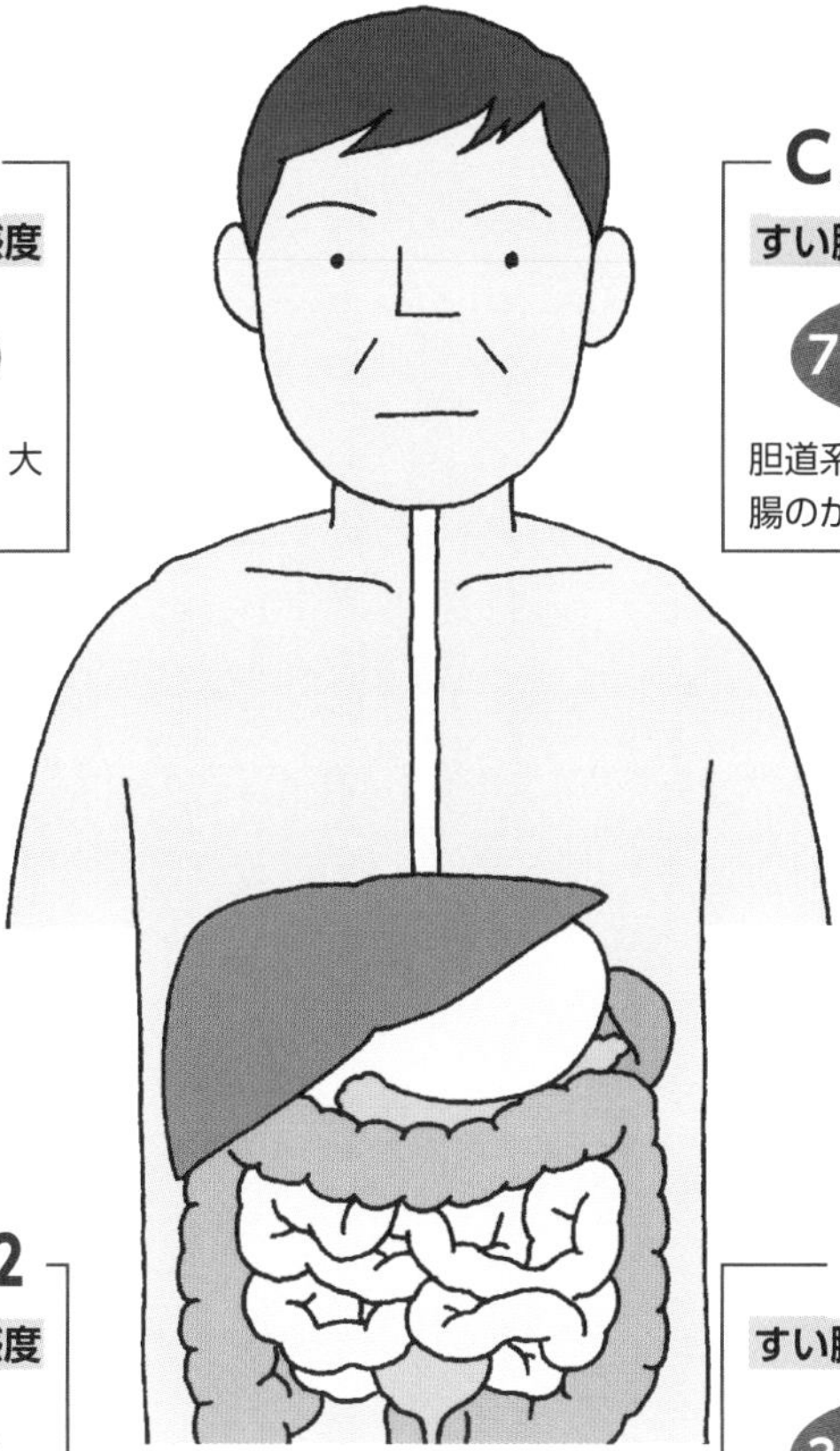

Span-1

すい臓がん検出感度

70～80%

胆道※系、肝臓、胃、大腸のがんでも高値。

CA19-9

すい臓がん検出感度

70～80%

胆道系、肝臓、胃、大腸のがんでも高値。

※胆道…肝臓から十二指腸までの胆汁の通り道の総称。肝内胆管、肝外胆管、胆のう、十二指腸乳頭（ファーター乳頭）に分けられる。

DUPAN-2

すい臓がん検出感度

50～60%

胆道系のがんでも高値。CA19-9 や CEA の補完としてに行うことが多い。

CEA

すい臓がん検出感度

30～60%

皮膚、食道、胃、大腸、胆道系、乳腺、肺、気管支、甲状腺、尿管のがんでも高値。

CA50

すい臓がん検出感度

60%

胆道系、肝臓のがんでも高値。

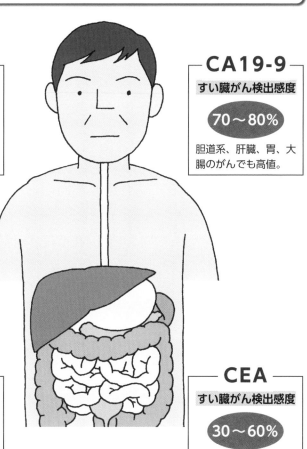

画像検査

腹部超音波検査

すい臓の様子を知るために、最も手軽で安全な検査。

超音波検査(エコー検査)とは、体の表面に超音波の出る探触子《たんしょくし》(プローブ)をあてて、目的とする臓器から跳ね返ってくる超音波を画像として臓器の内部構造を描出するものです。腹部超音波検査では、肝臓、胆管・胆のう、すい臓、脾臓、腎臓、膀胱などの臓器に加え、腹水やリンパ節腫大の有無を見ます。お腹(腎臓を見るときは背中)の皮膚に検査用のゼリーをつけ、プローブをあてて動かしながら、対象の臓器を観察します。

すい臓の「すい頭部」は十二指腸に囲まれ、すい尾部のほとんどは胃の裏に隠れています。超音波は空気に触れると減《げん》衰《すい》するため、胃や腸に空気が大量に入っているとこれが邪魔をして観察しづらくなります。そのため積極的に姿勢を変えたり、検査の前に水分を飲んでもらったりするなど、医療機関によって様々な工夫を施しています。この検査の利点は、安全で患者さんの負担が少ないこと。定期検診に取り入れることで、すい臓をはじめとした消化器系の実質臓器※の異常を早期発見できることもメリットです。

※実質臓器…肝臓や腎臓など、中身が詰まっている臓器。これに対して胃や腸など中身が空洞の臓器を「管腔臓器」という。

腹部超音波検査のメリット

最寄りの医療機関で手軽に受けられる

簡単で負担が少なく安全

定期検診のメニューに入れやすい

皮下脂肪が多かったり、胃に空気が入っていたりすると画像がよく見えないことも。すい臓は胃の裏にあるため全体の観察がしにくいなどのデメリットもある。

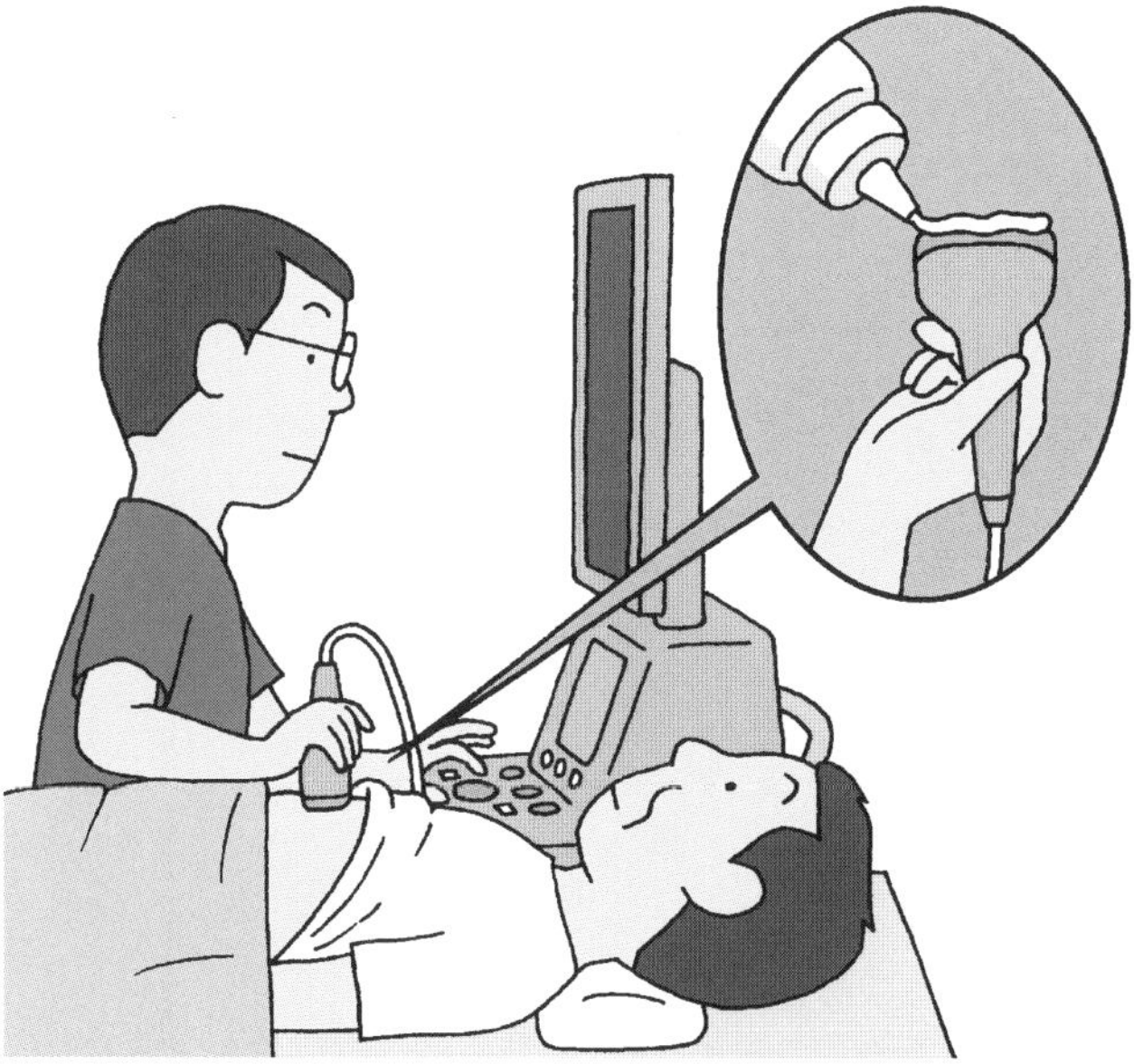

プローブを動かしながら、モニターに映った臓器を観察する。プローブと皮膚との間に空気があると臓器が映りにくいため、超音波の伝わりを促すゼリーをつける。

画像検査

CT検査・MRI検査

すい臓の内部をより詳しく観察するために行われる画像検査。

血液検査、腹部超音波検査などの結果、すい臓についてさらに精密検査の必要性がある場合、次のような検査を行います。

CT（コンピュータ断層撮影）検査

ドーム型の装置に入り、放射線をあてながら目的部位を細かく輪切りにするように撮影し、画像化します。CTには単純CT撮影と血管に造影剤を注射して行う造影CT撮影があり、すい臓を詳しく検査するためには後者が選択されます。

MRI（磁気共鳴画像）検査

CTに似た形の大きなドーム型の装置に入り、強力な磁気をあてながら撮影し、体内の状態を断面像として描出します。

放射線による被曝がなく、がんと正常な組織を区別して映し出す能力に優れています。すい臓がんの疑いがある場合、造影剤を用いて行います。また、すい管や胆管を描出するMRCP※を行うこともあります。ただし、CT、MRIともに造影剤にアレルギーのある場合は受けられません（左ページ）。なお、より詳細なすい臓がんの検査には、「超音波内視鏡検査」（34ページ）が行われます。

※ MRCP（MR胆管すい管撮影）…MRI装置を用いて内視鏡や造影剤を使わずに胆管や膵管の状態を調べる検査。

CT検査・MRI検査の受け方と特徴

どちらの検査も仰向けでドーム型の装置に入って受ける。

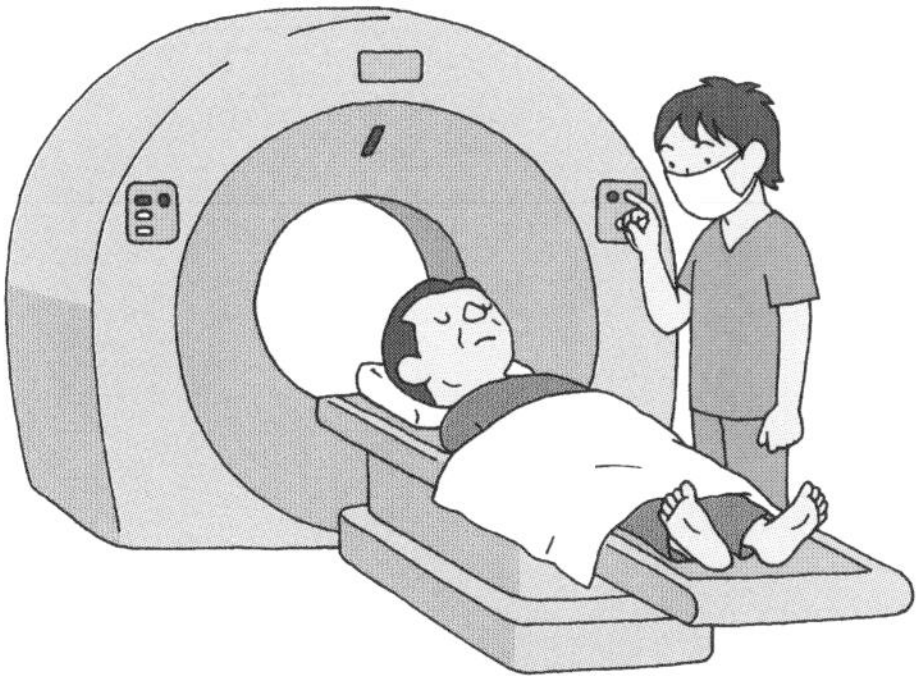

CTの特徴

- 放射線をあてて目的部位を輪切りなどの断面にして画像化
- 検査時間は10分程度
- 骨は白く、空気は黒く描出される
- すい臓の病変を詳しく調べる場合、造影剤を使って行う

MRIの特徴

- 強力な磁石と電磁波で、目的部位を輪切りなどの任意の断面にして描出
- 検査時間は30～40分。装置から金属音のような大きな音が聞こえる
- 骨や空気による影響がなく、放射線による被曝もない
- ペースメーカー、磁石の入ったインプラントなどが埋め込まれている人は受けられないこともある
- すい臓の病変を調べる場合、造影剤を使って行う場合もある

造影剤とは？

CTなどの画像診断をよりわかりやすくするヨード剤などの薬剤。静脈から薬液を注射するときに体が熱く感じることがあるが、一時的なもの。造影剤は尿によって排泄され、体内には残らない。ただし、吐き気、かゆみ、くしゃみ、発疹などが100人に数人程度、血圧低下、呼吸低下などが1000人に1人未満に起こることがあり、その場合は受けられない。なお、MRIに用いる造影剤はCTに用いるヨード系の造影剤とは全く別の種類。

画像検査

超音波内視鏡検査

すい臓がんが強く疑われる場合、より詳しく調べる検査。

「超音波内視鏡検査」（EUS）とは、胃カメラと同じように口から内視鏡を挿入して行う検査です。胃カメラと異なるのは、内視鏡の先端には高解像度の超音波が備わっていて、内視鏡の先端を胃壁や十二指腸壁にあて、そのすぐ向こう側にあるすい臓や胆のうを超音波で詳しく観察できることです。

EUSは腹部超音波検査、CT検査、MRI検査などですい臓がんが疑われ、さらに詳しく調べる必要がある場合に選択されます。EUSで腫瘍が描写できれば、腫瘍に対して細い針を刺して細胞を取る「超音波内視鏡下《か》穿刺《せんし》吸引法」（EUS－FNA）を行い、病理診断で悪性かどうかを調べることができます。なおすい臓の腫瘍の病理検査にはEUS－FNAの他に、内視鏡的逆行性胆管すい管造影（ERCP、36ページ）によってすい液を採取し、すい液中の細胞が悪性かどうかを調べる方法もあります。

なお、EUSやERCPは、大学病院やがんセンター、専門医がいて設備の整った病院で実施されることがほとんどです。

超音波内視鏡検査

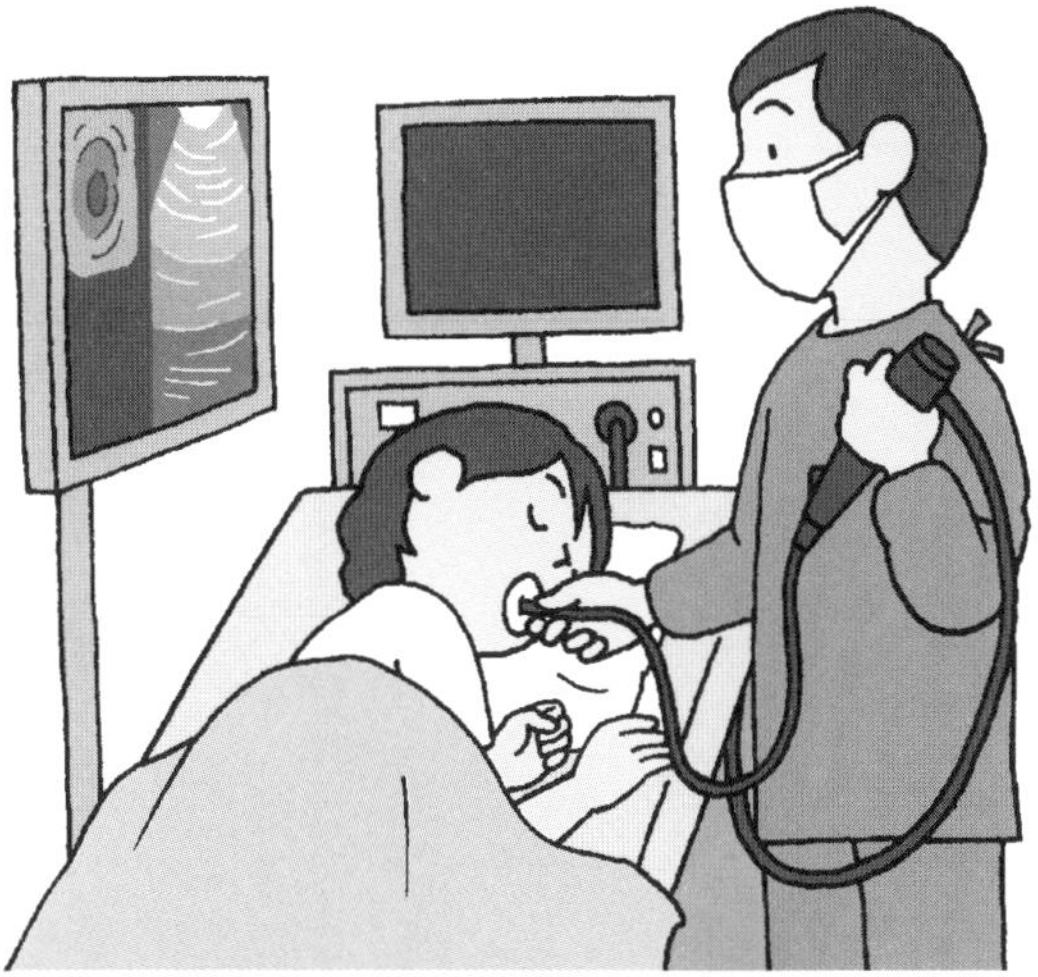

内視鏡の先端に搭載された超音波の装置で、通常の画像検査では診断することのできないすい臓、胆管・胆のうのがんの詳しい情報を得るための検査。

検査は胃カメラと同じで、口から内視鏡を入れる。通常の胃カメラよりやや太い内視鏡を使うため麻酔をかけ、点滴をしながら行う。

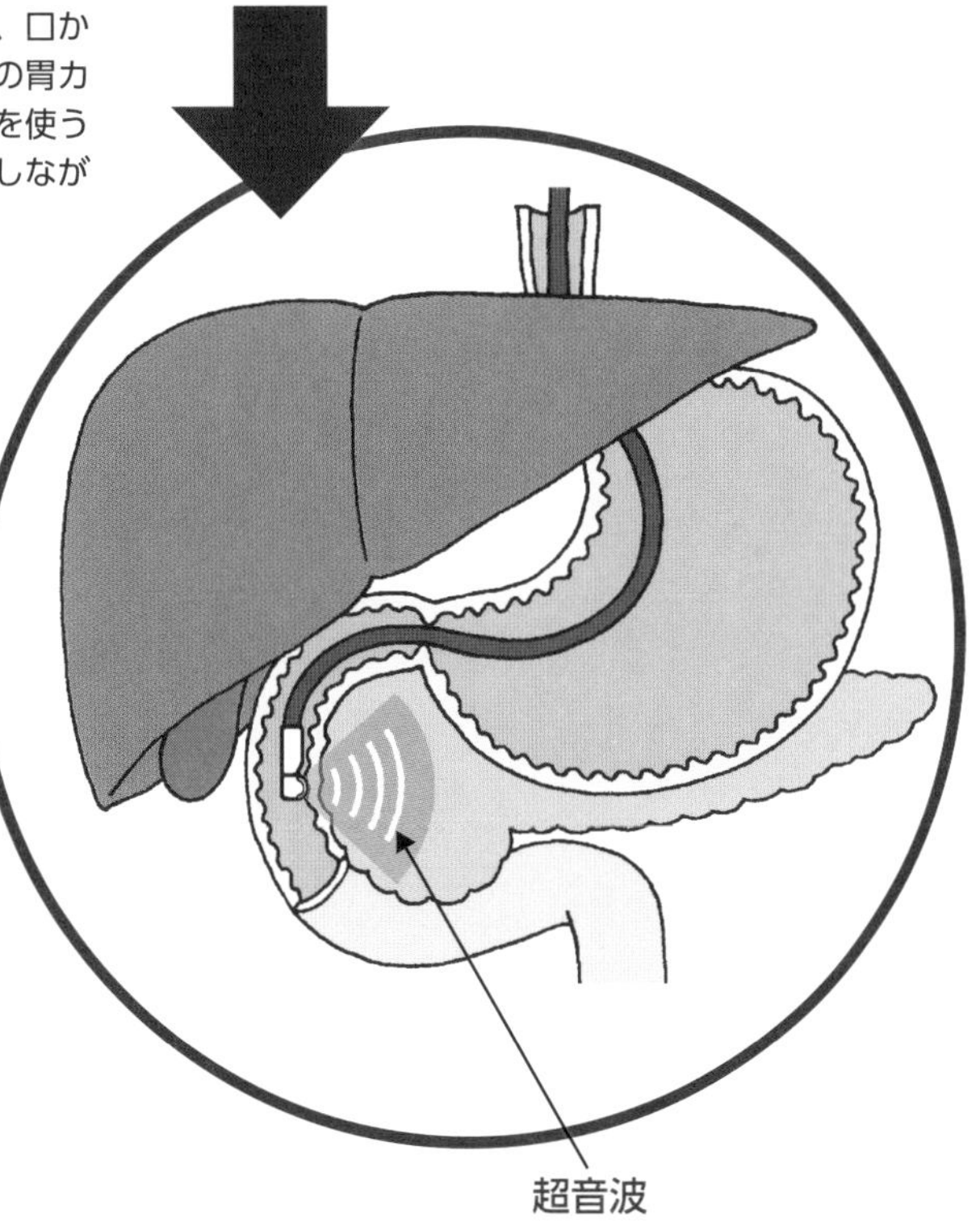

体表面からの腹部超音波検査と違って、消化管の空気や脂肪などに邪魔されず画像が不鮮明にならないため、すい臓内のミリ単位の詳しい情報を得ることができる。

画像検査

内視鏡的逆行性胆管すい管造影

画像検査だけでなく、病理検査、結石の除去などもできる。

内視鏡的逆行性胆管すい管造影（ERCP）も、EUS（34ページ）と同じように口から内視鏡を入れて行います。十二指腸まで挿入した内視鏡の先端から、ファーター乳頭を通して胆管や主すい管に細いカテーテルを入れて造影剤を注入し、レントゲンで撮影。胆道やすい管に病変がないかどうかを観察します。また、胆管やすい管に鉗子《かんし》を挿入して生検《せいけん》する、胆汁やすい液を採取して細胞診に提出する、などの病理検査をすることもできます。

さらにERCPは、胆管やすい管に様々な処置をする場合にも行います。胆石性すい炎（56ページ）では、総胆管と主すい管の出口に詰まった胆石をERCPの手技で除去します。すい臓がんなどで胆管が詰まり、胆汁の流れが滞って黄疸（閉塞性黄疸）になった場合、ERCPの手技を用いて胆管内にステントを埋め込み、胆汁を流すことにより黄疸を改善させます（胆管ドレナージ）。

ERCPは入院して行われ、検査後はすい炎や胆管炎などの合併症がないかどうかを観察します。

内視鏡的逆行性胆管すい管造影

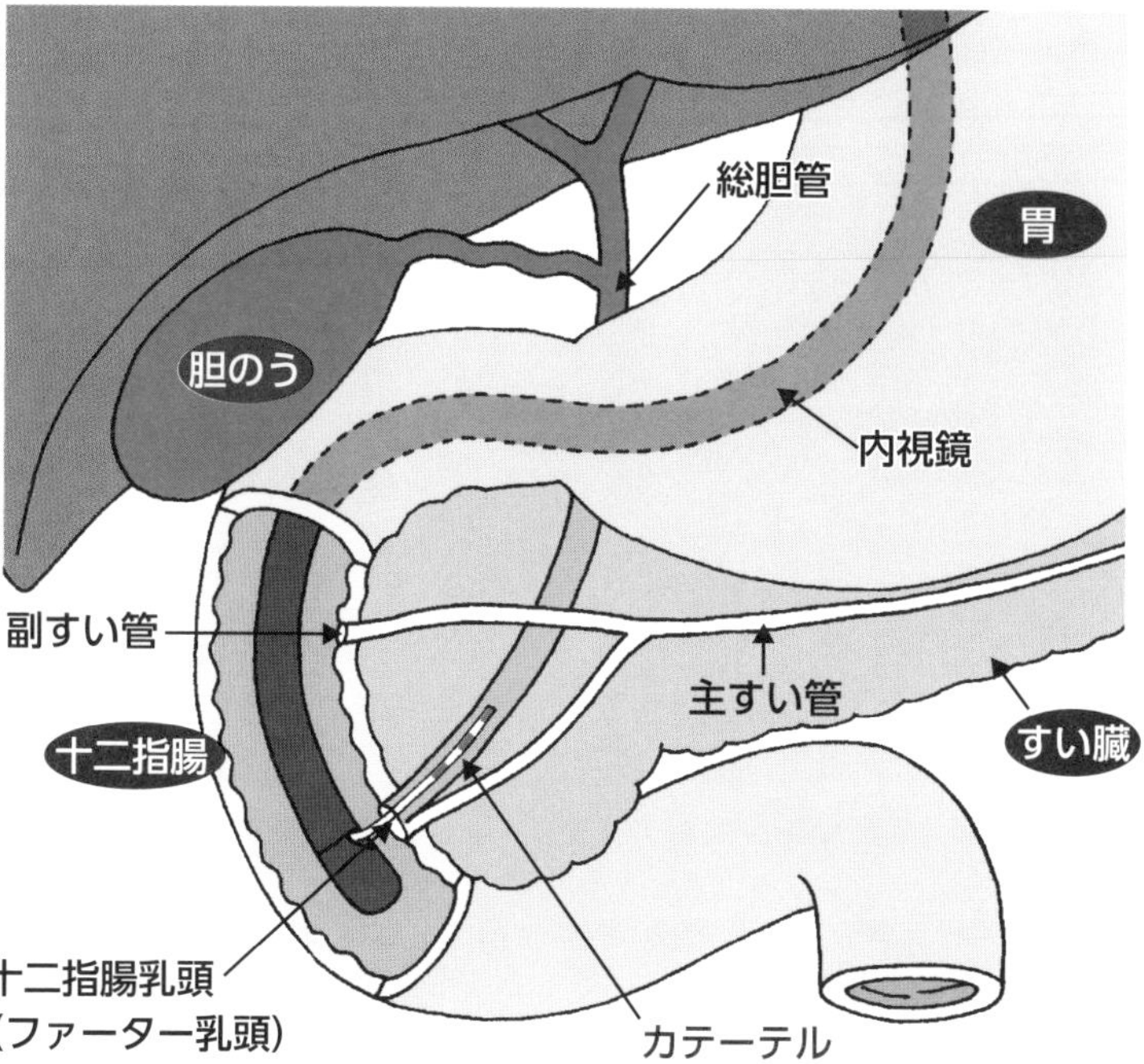

図では内視鏡の先端から総胆管に細いカテーテルを入れている。

胆管ドレナージ

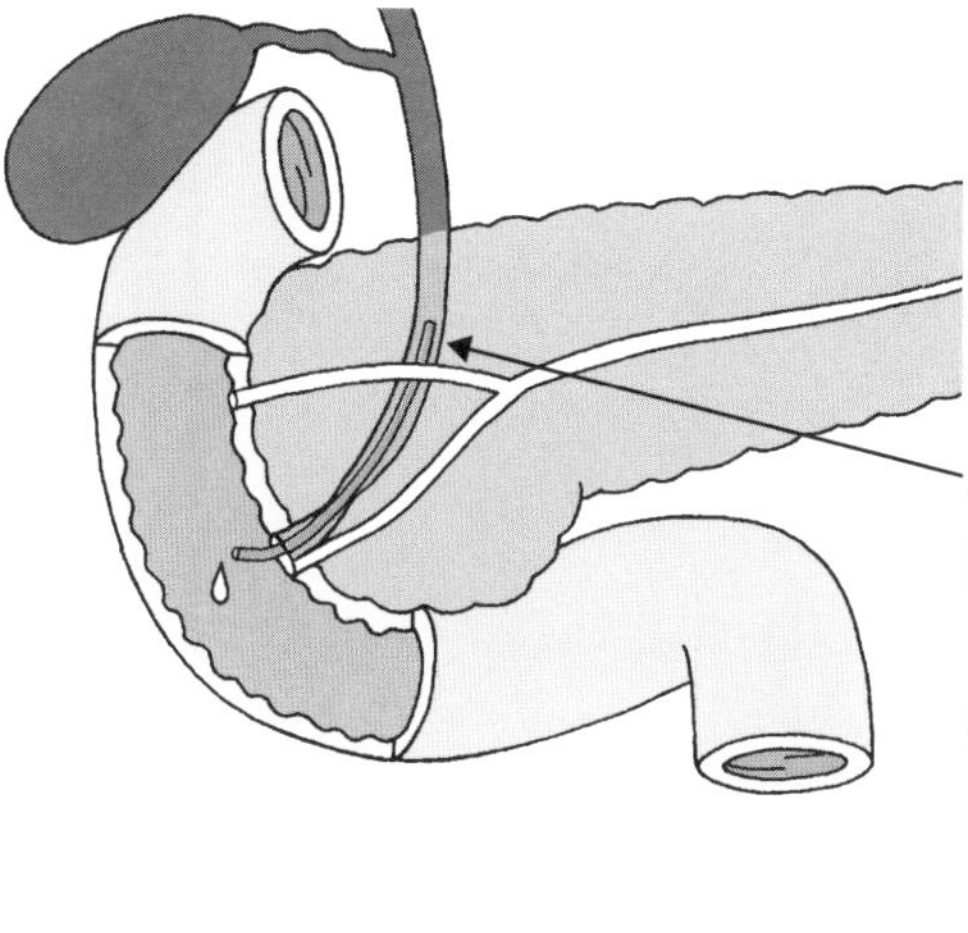

総胆管にステント（プラスチックや金属製の細い管）を留置して、胆汁を流す。

健診

健康診断を役立てる

定期的な健康診断を利用して、すい臓をチェックする。

「定期健診で異常を指摘されないから、すい臓は問題ない」と考えているのなら、それは大きな誤解です。健康診断（特定健康診査）は、生活習慣を見直すきっかけにしたり、高血圧など自覚症状の乏しい病気のサインを見つけたりして早期治療につなげることが目的です。こうした健康診断の性質から、血液検査の項目は肝機能、腎機能、脂質、代謝系（血糖値やHbA1c）といった基本的な内容です。

がん検診も、肺がん、大腸がん、胃がん、子宮がん、乳がんなどが対象で、すい臓がんを調べる検査はありません。しかし腹部超音波検査（30ページ）は、肝臓や胆のうなどとともにすい臓を観察し、画像からすい臓の病気の可能性が疑われることもあります。それをきっかけに消化器科にかかり、詳しい検査に進むこともできます。健診項目になければオプションで受けるとよいでしょう。

他に、検査メニューが選べる人間ドックなら、血液検査で腫瘍マーカーの「CEA」「CA19-9」、すい酵素の「アミラーゼ」などを追加するとよいでしょう。

すい臓を意識して定期健診を受ける

基本的な特定健診の主な項目

- 診察・問診
- 身体計測（身長・体重・腹囲・肥満指数〈BMI〉）
- 血圧測定
- 血液検査
（貧血、肝・腎機能、脂質、血糖値など）
- 尿検査（腎臓の状態や尿糖など）
- 心電図検査
（不整脈や狭心症など心臓に関わる病気を調べる）

腹部超音波検査

自治体が実施する特定健診の基本メニューに腹部超音波検査はなく、会社などの健保組合の健診には入っていることもある。ない場合は追加するとよい。

CEA、CA19-9などの腫瘍マーカー

すい酵素のアミラーゼ

血液検査で上記の項目が追加できれば入れるとよい。

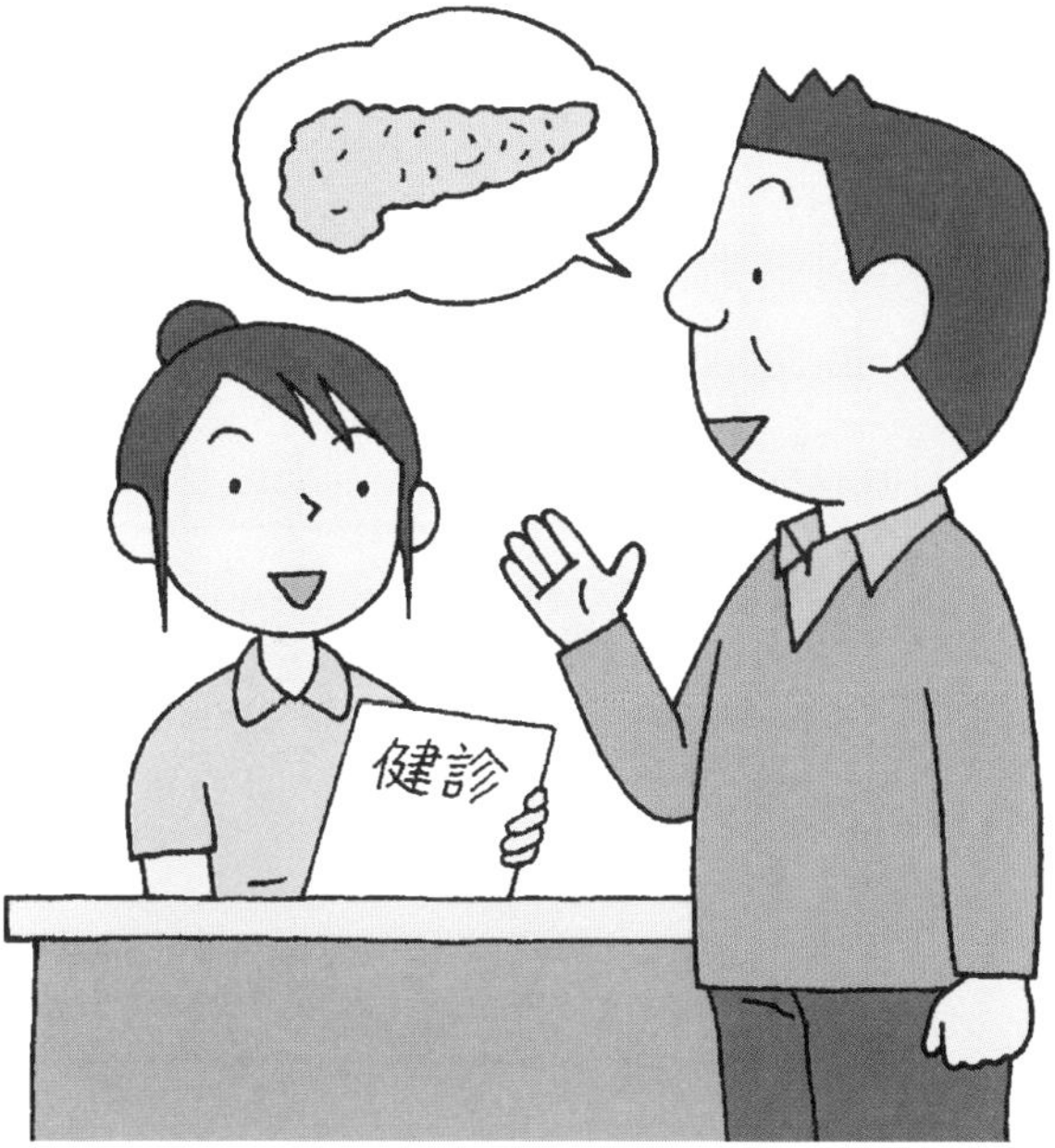

急な血糖値の上昇もすい臓の病気の兆候である可能性がある。そうした意味でも定期的に健診を受ける意味は大きい。

Column

すい臓がんの早期発見プロジェクト「尾道方式」

すい臓がん（86 ページ）は、ほとんど自覚症状がなく、早期発見が難しいがんの一つです。こうした状況の改善に向けたプロジェクトが「尾道方式」で、広島県尾道市の中核病院と地域の医療機関（開業医など）が連携して、すい臓がんの早期発見・診断を進めています。この仕組みは「家族や親族にすい臓がんの人がいる」「糖尿病がある」「慢性すい炎がある」など、「膵癌《すいがん》診療ガイドライン」（日本膵臓学会発行）に記載されているすい臓がんの危険因子が二つ以上ある人に対し、積極的に腹部超音波検査（30 ページ）を実施。すい管拡張など危険因子が見られる人を中核病院に紹介し、MRCP（MR 胆管すい管撮影、32 ページ）や超音波内視鏡検査（EUS、34 ページ）など専門的な検査を実施します。

2007 年に開始以来、早期のすい臓がんの発見と治療につながり、成果をあげています。

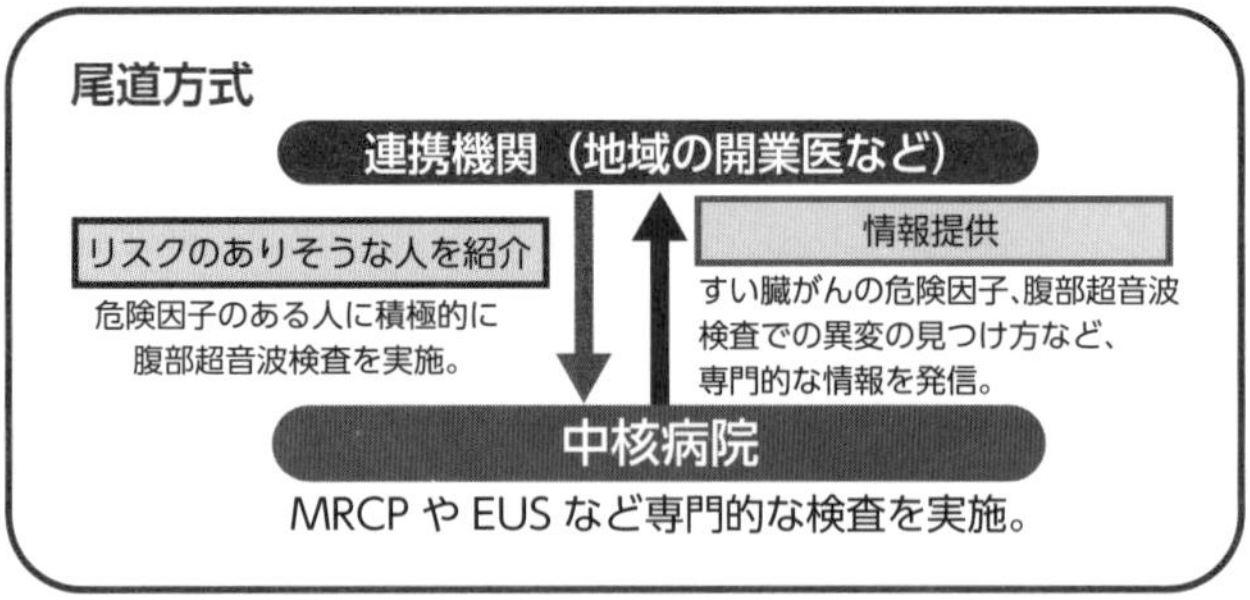

尾道方式
連携機関（地域の開業医など）
リスクのありそうな人を紹介
危険因子のある人に積極的に腹部超音波検査を実施。
情報提供
すい臓がんの危険因子、腹部超音波検査での異変の見つけ方など、専門的な情報を発信。
中核病院
MRCP や EUS など専門的な検査を実施。

第3章

すい臓の炎症などの病気

炎症による病気

急性・慢性すい炎、すい性糖尿病がある

すい臓に炎症が起こる病気の代表は「急性すい炎」（44ページ）、「慢性すい炎」（64ページ）で、炎症によりすい臓の機能が低下すると「すい性糖尿病」（72ページ）を起こすことがあります。

急性・慢性すい炎の原因は、アルコールの過剰摂取や脂肪分のとりすぎであることが多く、大量にお酒を飲んだあとや脂っこい料理を食べたあとに激しい腹痛、背部痛、吐き気などがある場合は、急性すい炎が疑われます。

すい性糖尿病は主に慢性すい炎などが

主な原因は、すい臓からのすい液、ホルモン分泌のトラブル。

原因ですい臓の機能が低下し、インスリンなどのホルモンの分泌に問題が生じて発症します。また、すい臓がん（86ページ）との関係も指摘されています。

すい臓は消化器の中では胃や大腸ほどは目立たない臓器ですが、すい液を分泌して食べたものを消化させたり、インスリンなどを分泌して血糖値を調整したりする大切な役割があります。ひとたびすい臓の病気になると、痛みに苦しんだり、他の臓器に影響が及んだりして、長期にわたる治療が必要になることがあります。

すい臓の炎症による病気

急性すい炎
すい臓が炎症を起こし、突然起こる腹痛、背部痛、吐き気などが特徴。重症化すると命に関わることも。

アルコールの常飲、脂っこい料理中心の食生活はすい臓に負担をかけ、すい臓の病気の発症リスクが高まる。

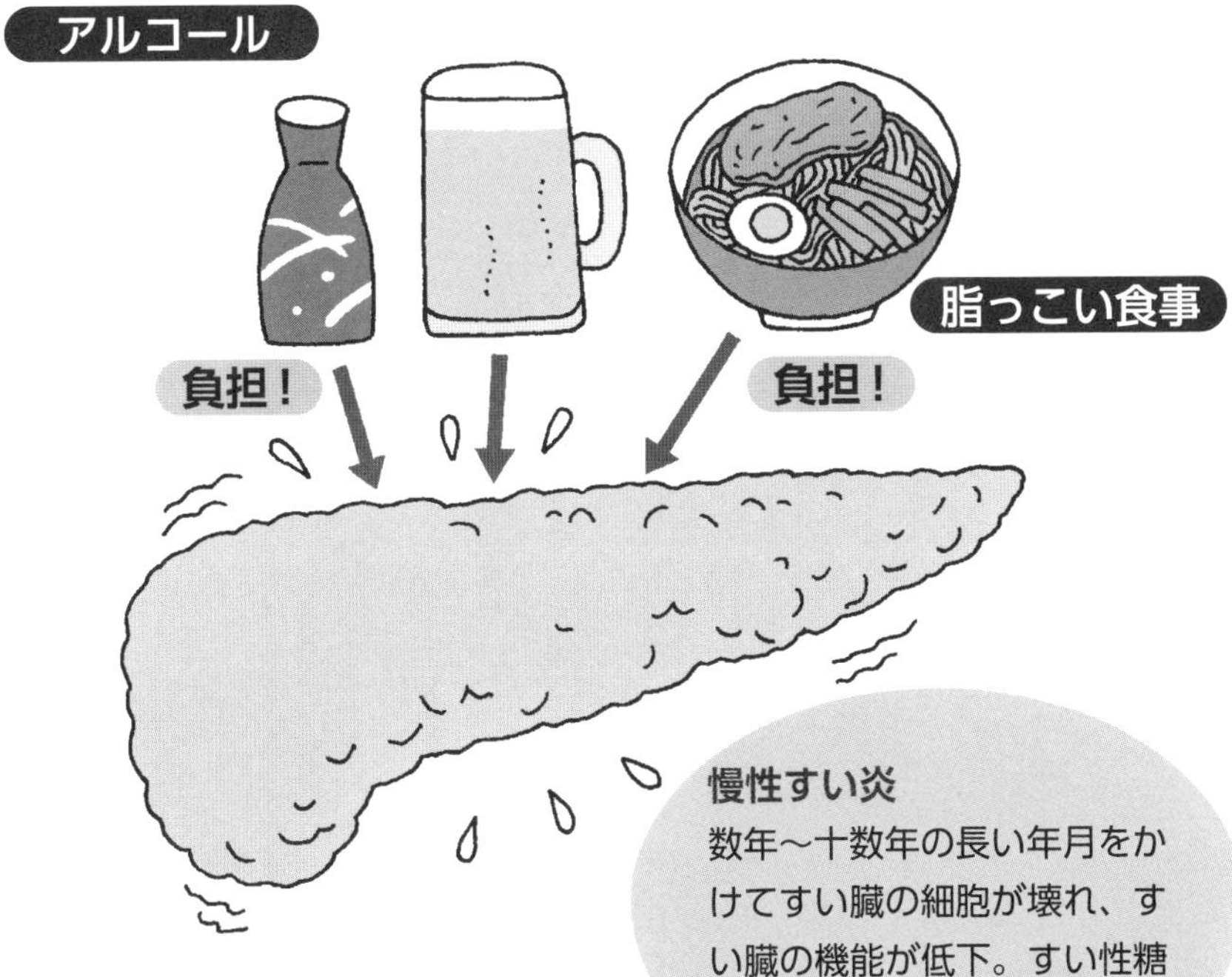

慢性すい炎
数年〜十数年の長い年月をかけてすい臓の細胞が壊れ、すい臓の機能が低下。すい性糖尿病の最も多い原因疾患。

すい性糖尿病
慢性すい炎などすい臓の病気が原因で、すい臓の内分泌機能が衰えて発症する。

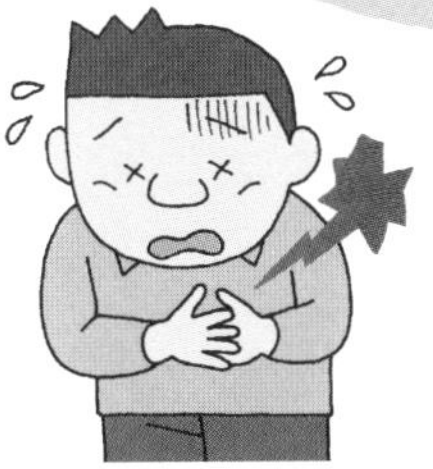

急性すい炎

急激にすい臓に炎症が起こる病気

典型的な症状は、みぞおちあたりのさし込むような痛み。

急性すい炎とは、すい臓に急性の炎症が起こる病気です。主な症状は、みぞおちあたりのさし込むような激しい痛みや吐き気、発熱などで、痛みは背部にまで広がることもあります。「お腹のやけど」と呼ばれるほどの激しい痛みで立位や座位になれず、うずくまるような姿勢でなければいられなくなります。

最も多い原因はアルコールで、暴飲暴食後、数時間～半日後に起こることがよくあります。痛みが強いと、救急車を呼んで搬送されることもしばしばです。

アルコールの次に多いのが胆石（胆のうや胆管内にできた結石）によるもので、胆管から流れ落ちた胆石が十二指腸につながる出口で詰まってすい管を塞ぎ、すい管の圧が上昇することで起こります。

他に脂質異常症※や原因不明のものもあります。また、すい臓がん（86ページ）が原因になっていることもあります。

急性すい炎で病院にかかったところ、腹部超音波検査（30ページ）やCT検査（32ページ）で、すい臓がんが見つかることも珍しくありません。

※脂質異常症…血液中のコレステロールや中性脂肪が多すぎる、あるいは少なすぎる状態。

急性すい炎が起こる主な原因

アルコール

最も多いのが飲酒後の発症。焼き肉、揚げ物など脂っこい食事とセットでよりハイリスクに。

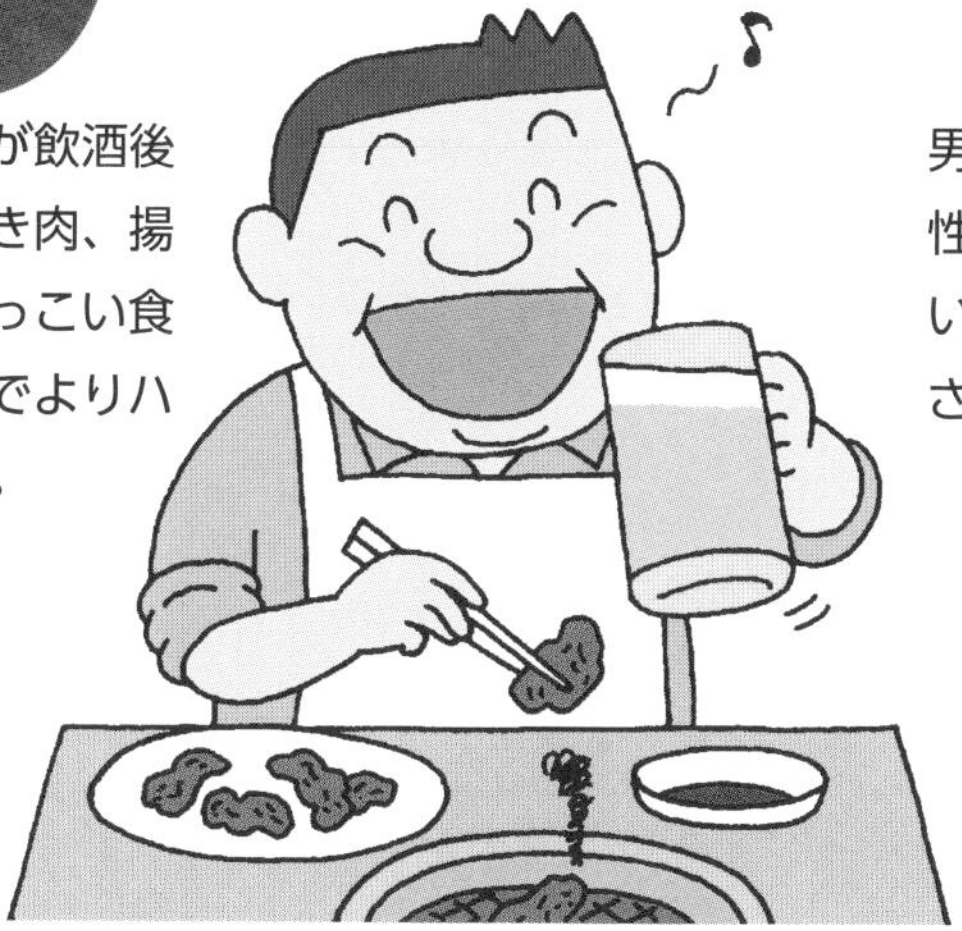

胆石

男性はアルコール、女性は胆石による急性すい炎が多いことが報告されている。

その他

すい臓がん、原因不明（特発性）、脂質異常症なども原因に。

典型的な症状

みぞおちあたりのさし込むような激しい痛み

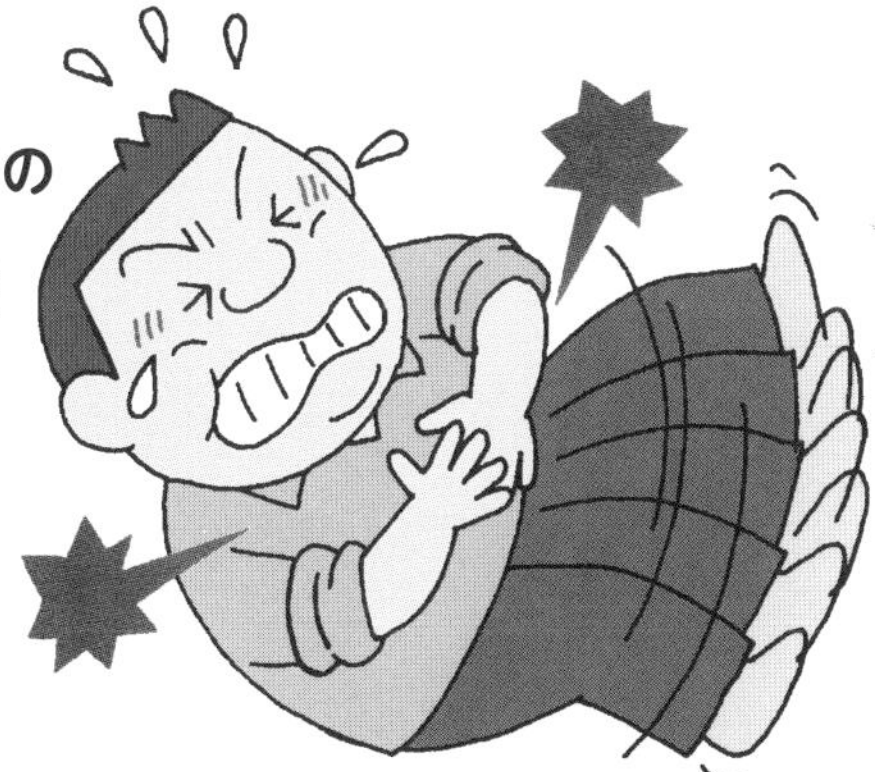

お腹から背中のほうに痛みが広がることも

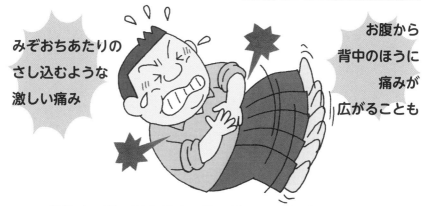

急性すい炎の炎症がすい臓の外にまで広がると他の臓器にも悪影響を及ぼして重症化し、血圧低下、呼吸困難、意識障害などに至り、最悪、死亡することもある。

急性すい炎

いちばんの原因はお酒の飲みすぎ

飲酒と脂っこい食事の組み合わせで発症しやすくなる。

すい臓で作られる「すい液」は、たんぱく質分解酵素（トリプシン）、糖質分解酵素（アミラーゼ）、脂肪分解酵素（リパーゼ）などの消化酵素を含み、食べたものを消化します。通常すい液はすい管を通って十二指腸に流れ出たところで消化機能を発揮しますが、何かしらの原因ですい臓の中で活性化し、すい臓そのものを消化してしまい（自己消化）、すい臓がむくんだり、炎症が広がったりします。これが急性すい炎です。

厚労省の調査※では、急性すい炎の患者は2007年には推定5万7560人、11年には推定6万3080人と増加傾向にあります。原因のトップは飲酒で30～50代に多く、アルコールの刺激によってすい臓の中ですい液が活性化し、自己消化が起こるのではないかといわれています。

飲酒と脂っこいつまみの組み合わせやアルコール度数の高い酒で、発症のリスクが上がります。忘年会や新年会シーズン、歓送迎会など飲酒機会が増える時期に急性すい炎になる人が増える理由もここにあります。

※難治性膵疾患に関する調査研究。

急性すい炎の原因の約３割はアルコール

常習飲酒・大量飲酒

- 急性すい炎の原因の約３割は飲酒
- 男性に多い
- 脂っこいつまみとの組み合わせや度数の高い酒で、リスクが上がる

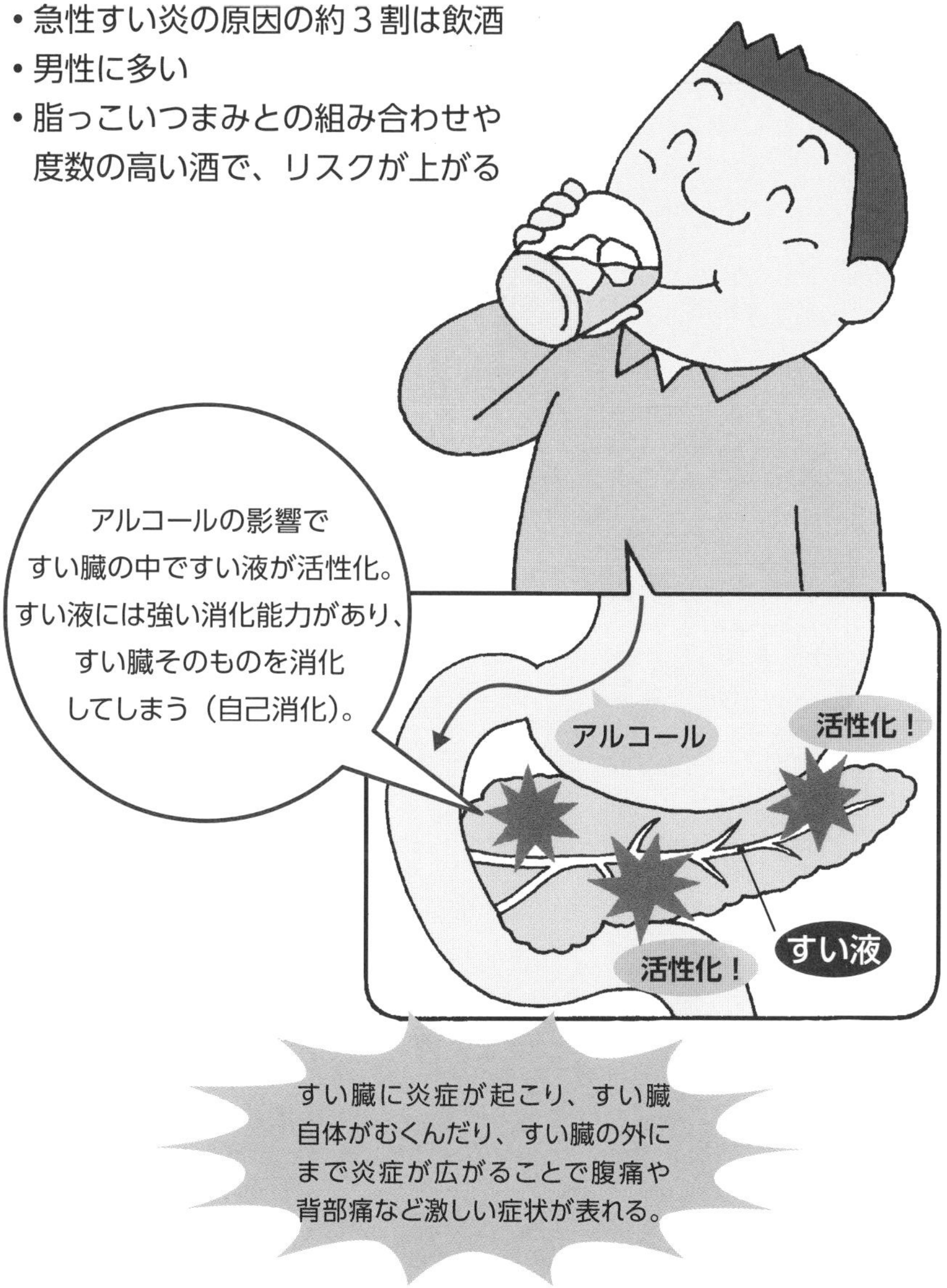
アルコールの影響ですい臓の中ですい液が活性化。すい液には強い消化能力があり、すい臓そのものを消化してしまう（自己消化）。

アルコール
活性化！

活性化！

すい液

すい臓に炎症が起こり、すい臓自体がむくんだり、すい臓の外にまで炎症が広がることで腹痛や背部痛など激しい症状が表れる。

急性すい炎

2番目に多い原因が胆石

胆石がすい管の出口を塞いで、急性すい炎を起こす。

胆石とは、胆のうや胆管にできる結石のこと。急性すい炎の原因になる結石の多くは、総胆管にできる総胆管結石です。他に胆のう内結石（胆のうの中にできる結石）も小さなものが総胆管に落下すると、急性すい炎の原因になります。

なぜ胆石が急性すい炎の原因になるのかは、すい管と総胆管（胆汁を運ぶ管）の関係を見るとわかりやすいでしょう。

肝臓から縦に走行する総胆管はすい頭部内を通り、すい臓内を伸びる主すい管と合流し、十二指腸乳頭（ファーター乳頭）に口を開いています。この十二指腸乳頭に胆石が詰まるとすい液が停滞し、すい臓に炎症が起こります。

胆石を原因とする急性すい炎は「胆石性すい炎」とも呼ばれ、激しい上腹部痛を引き起こします。皮膚や白目が黄色くなる「黄疸」が見られることもよくあります。別の病気の検査や健康診断で腹部超音波検査を受けたときに総胆管結石や小さな胆のう内結石を指摘されたら、症状がなくても治療しておくことが、急性すい炎の予防につながります。

総胆管とすい管の出口で胆石が詰まる

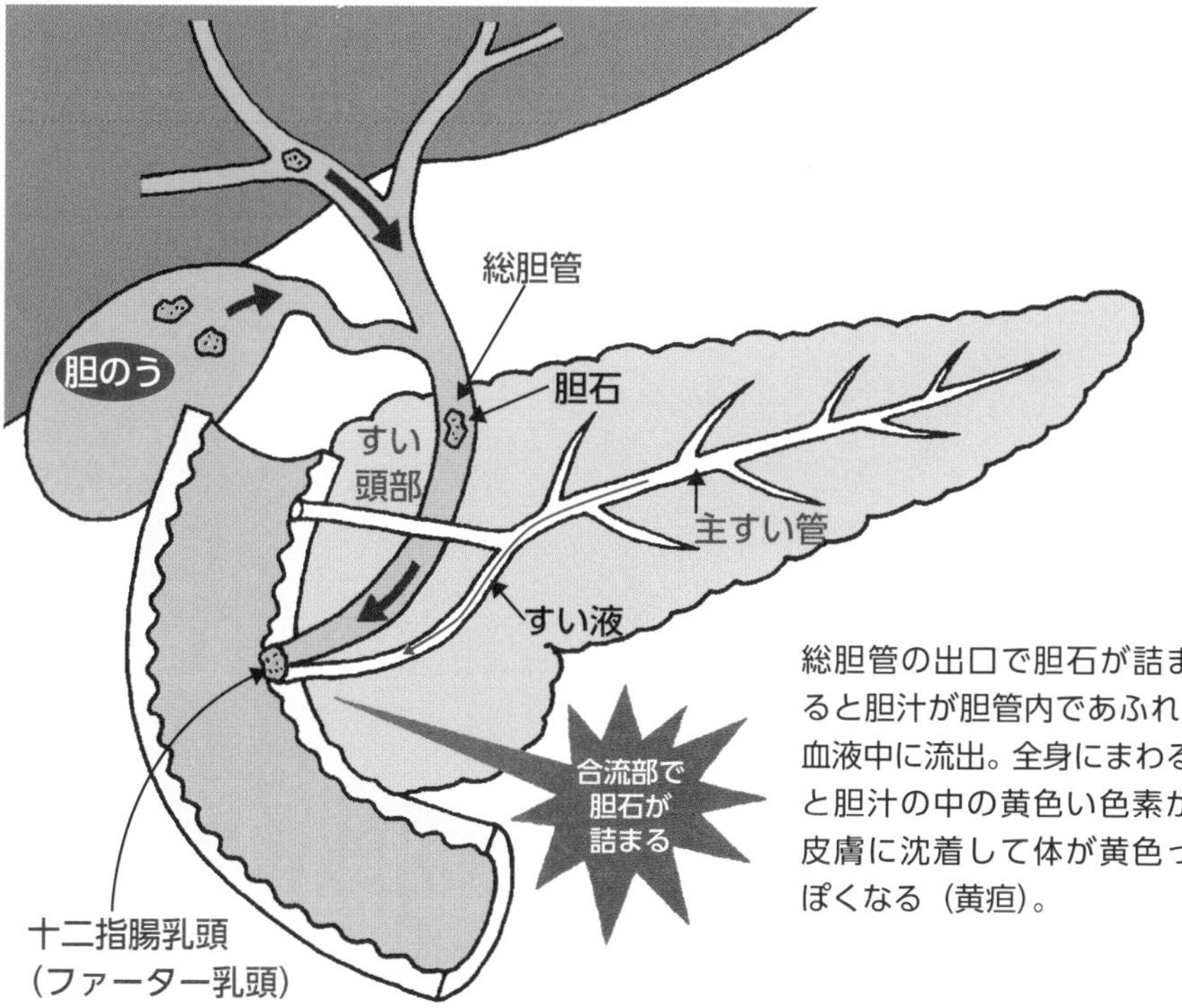

総胆管の出口で胆石が詰まると胆汁が胆管内であふれ、血液中に流出。全身にまわると胆汁の中の黄色い色素が皮膚に沈着して体が黄色っぽくなる（黄疸）。

胆石性すい炎は女性に多い

男　性

1位　アルコール性……… 46.2%
2位　胆石性……………… 19.7%
3位　特発性（原因不明）…13.4%

女　性

1位　胆石性……………… 40.3%
2位　特発性（原因不明）…22.8%
3位　アルコール性……… 9.9%

出典：厚生労働省「難治性膵疾患に関する調査研究　急性膵炎、重症急性膵炎の全国調査（平成 25 年度）」

急性
すい炎

症状、血液・尿、画像検査などで診断

他の病気との鑑別診断のために血液や尿検査、画像診断を行う。

激しい腹痛や吐き気など、急性すい炎の症状は急性胆のう炎や腸閉塞《ちょうへいそく》など別の病気でも見られるため、急性すい炎か他の病気によるものなのかの鑑別診断が大切です。急性すい炎は次の3つのうちの2つ以上を満たせば診断されます。

1 みぞおちあたりのさし込むような痛み、上腹部や右上腹部を手で押したときに感じる痛み（圧痛）。

2 血液検査や尿検査でリパーゼ（脂肪分解酵素）、アミラーゼ（糖質分解酵素）など消化酵素（すい酵素）の数値が基準値よりも高い。

3 腹部超音波検査やCT検査などの画像検査で、すい臓やその周囲に炎症所見が見られる。

急性すい炎の原因がすい臓がん（86ページ）、すい管内乳頭粘液性腫瘍（112ページ）である可能性もあるため、画像検査は必須です。

なお、血液検査が実施できない場合、「尿中トリプシノーゲン2簡易試験紙検査」という尿検査で、迅速に急性すい炎の診断をすることもできます。

急性すい炎か他の病気か判別する

他の病気との鑑別診断のために次の３つを確認し、
２つ以上該当すれば診断される。

1 腹痛・圧痛

みぞおちのさし込むような痛みや右上腹部の圧痛。

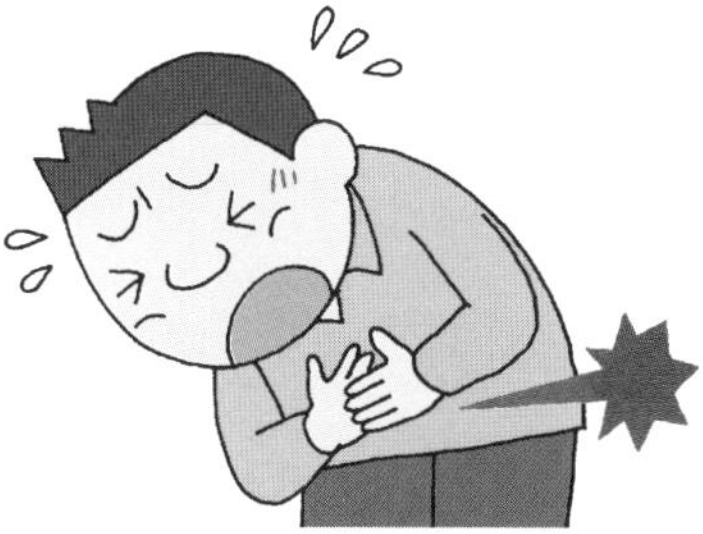

2 血液検査・尿検査

血液検査や尿検査ですい液に含まれる酵素（すい酵素）が異常値。

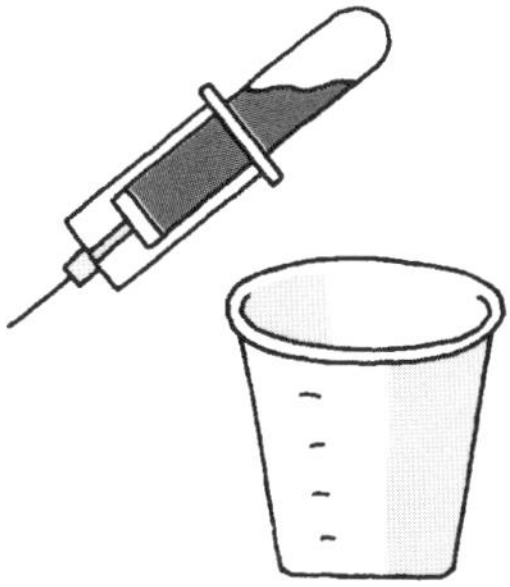

3 画像検査

腹部超音波検査やCT検査などで、すい臓に炎症所見が確認できる。

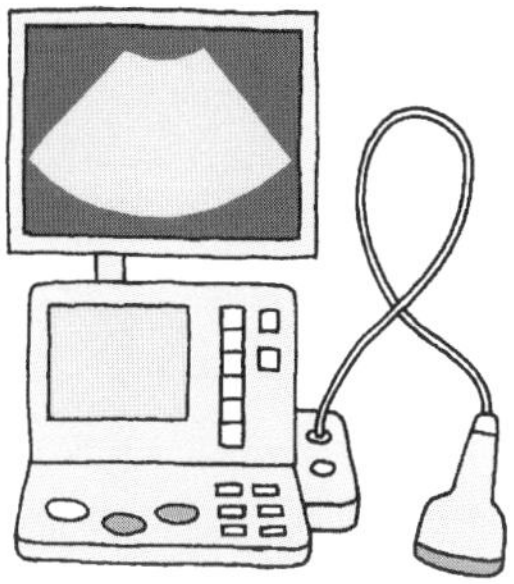

鑑別診断の主な対象は、胃・十二指腸潰瘍※1、急性胆のう炎※2、腸閉塞※3、腸間膜動脈閉塞症※4、急性大動脈解離※5など、いずれも激しい腹痛が見られる消化器疾患。

※1　胃・十二指腸潰瘍…胃や十二指腸に潰瘍ができる。
※2　急性胆のう炎…胆石などが原因で胆のうに炎症が起こる。
※3　腸閉塞…何かしらの原因により腸内で食べ物や消化液などの内容物の流れが止まる。
※4　腸間膜動脈閉塞症…小腸や大腸に血液を送る上腸間膜動脈や下腸間膜動脈が血栓や動脈硬化で閉塞する。
※5　急性大動脈解離…心臓〜背中〜お腹にかけて走行している大動脈が、何らかの原因で解離する。

急性すい炎

適切な治療のために重症度を判定する

軽症、重症で予後が変わるため、迅速に重症度判定を行う。

急性すい炎には、すい臓が腫れるだけで治まる軽症(間質性浮腫性《かんしつせいふしゅせい》すい炎)と、炎症がすい臓のまわりの組織に広がったり、すい臓の一部が壊死《えし》したりする重症(壊死性すい炎)があります。軽症は通常、数日〜1週間程度の治療で回復しますが、発症当時は軽症に見えても、1〜2日で病状が変化して重症になることもあります。急性すい炎は軽症か重症かで予後が大きく変わりますので、発症から24〜48時間以内に重症度を判定します。初期には軽症でも重症化に転じることもありますので、重症度の判定は繰り返し行われます。

判定の結果、重症急性すい炎(60ページ)になれば、集中治療室(ICU)に移るなど、対応が変わります。

なお、急性すい炎は軽症でも入院治療が必要ですから、激しい上腹部痛や吐き気があったら躊躇《ちゅうちょ》せず消化器外科や消化器内科を受診することが必要です。

治療は、重症度に準じて行われ、胆石性すい炎(56ページ)の場合は、胆石の治療もあわせて行います。

急性すい炎の重症度の判定

急性すい炎を発症！

重症度の判定は、全身状態や症状、血液検査の結果など９つの項目を点数化した「予後因子スコア」、造影CTの結果で判定する「造影CTグレード」（厚生労働省難治性膵《すい》疾患調査研究班作成の重症度判定基準）が用いられることが多い。

24～48時間以内に重症度判定

重症

集中治療室（ICU）へ

軽症

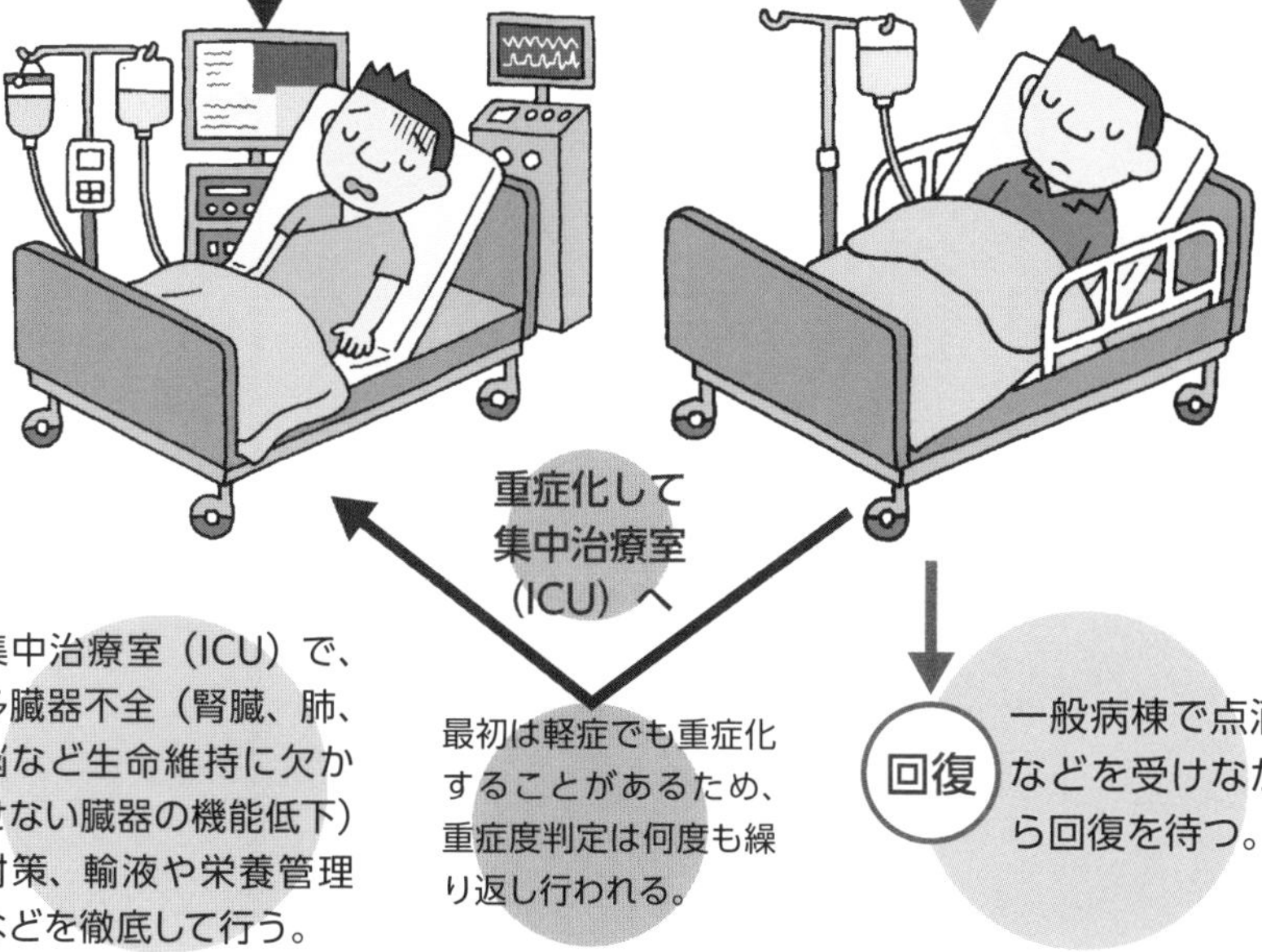

重症化して集中治療室（ICU）へ

集中治療室（ICU）で、多臓器不全（腎臓、肺、脳など生命維持に欠かせない臓器の機能低下）対策、輸液や栄養管理などを徹底して行う。

最初は軽症でも重症化することがあるため、重症度判定は何度も繰り返し行われる。

回復

一般病棟で点滴などを受けながら回復を待つ。

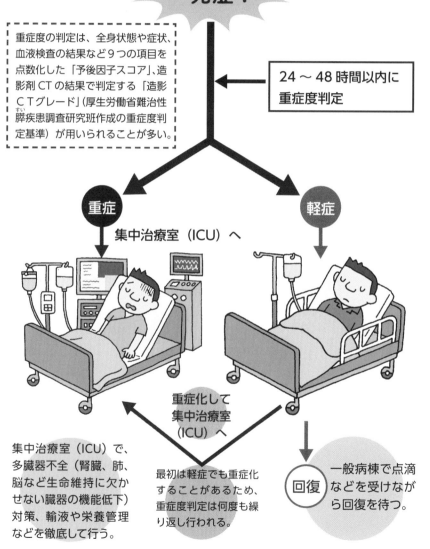

急性すい炎

安静と絶飲食が原則

安静、絶飲食、点滴、鎮痛薬で、症状の進行を止める。

急性すい炎の治療は、安静にすることに加え絶飲食が原則です。理由は、すい臓に炎症が起きているところに食べ物が入ると、その刺激ですい液が分泌され、すい臓の自己消化が進んでしまうからです。

診断がついたら、点滴を持続的に行います。これはすい臓の炎症の影響で血圧が低下して、主要な臓器への血液循環が悪くなる循環不全や脱水を防ぐためです。

また強い腹痛に対しては鎮痛薬を投与します。痛みの強さに合わせて、軽度なら「アセトアミノフェン」や「非ステロイド性抗炎症薬（NSAIDs）」が使われます。治まらないなら、医療用麻薬の「オピオイド」が使われることもあります。

急性すい炎はすい臓で作られる消化酵素の活性化により、すい臓を自己消化してしまう病気です。そのため消化酵素（すい酵素）の活性を抑制する「蛋白分解酵素《たんぱくぶんかいこうそ》阻害薬《そがいやく》」の静脈注射が一般的に行われますが、近年その有効性については専門家の間で意見が分かれています。

そのため実施するかどうかは医師の判断によります。

急性すい炎の治療の基本

安静と絶飲食

急性すい炎は、脱水や循環不全を伴いやすいため、入院して積極的に点滴治療を行う。

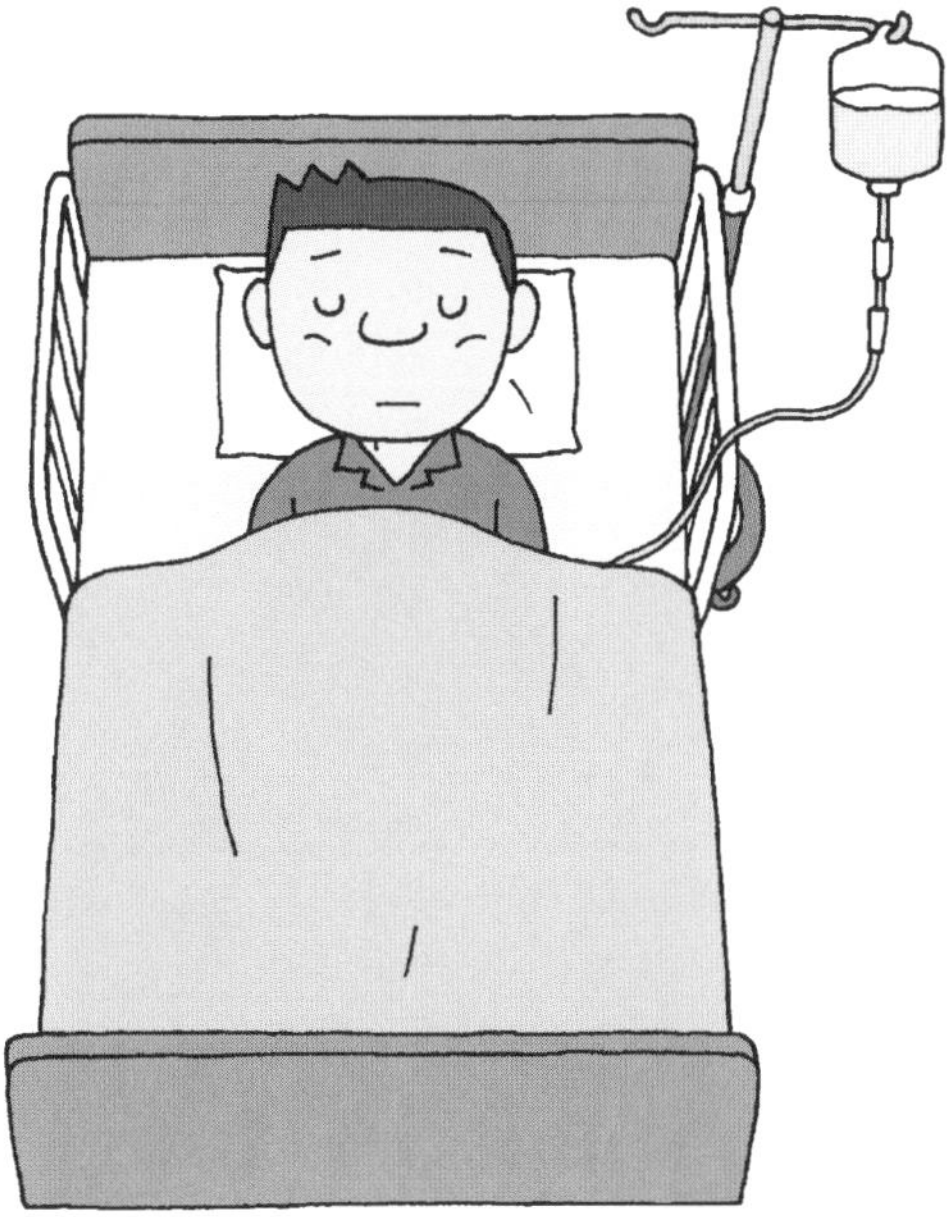

鎮痛薬で痛みを緩和

痛みの強さに応じで使い分ける。

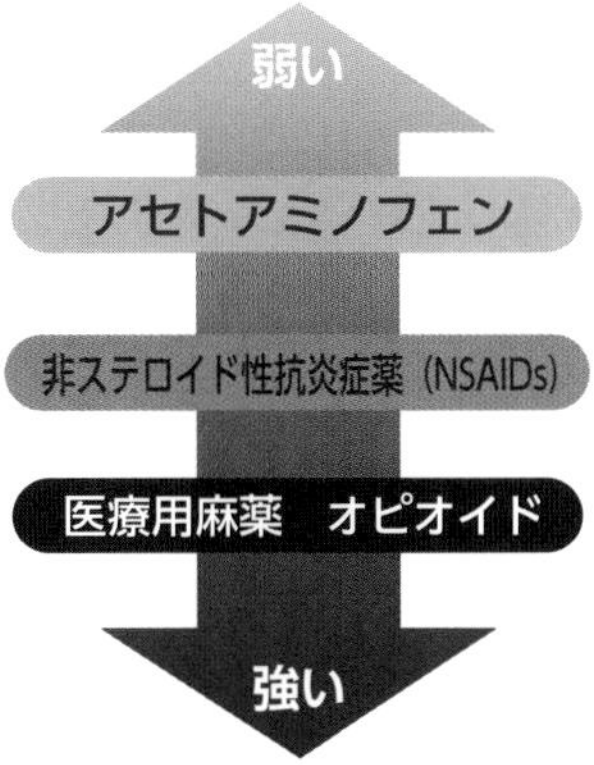
弱い
アセトアミノフェン
非ステロイド性抗炎症薬（NSAIDs）
医療用麻薬　オピオイド
強い

その他の治療

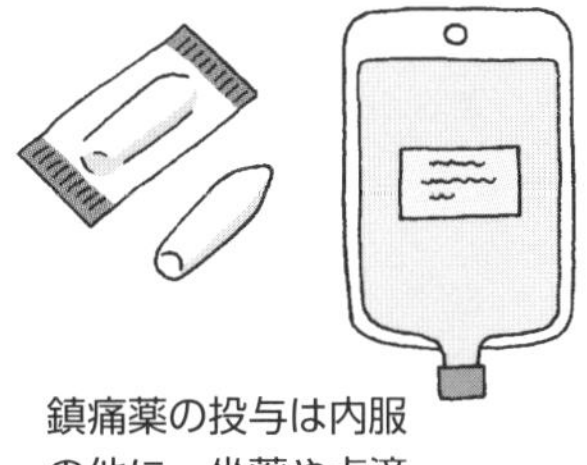

鎮痛薬の投与は内服の他に、坐薬や点滴で行われることも。

急性すい炎

胆石性すい炎は胆石を除去する

内視鏡を用いた方法で胆石を除去して治療する。

胆石性すい炎は、胆のうや総胆管にできる結石(胆石)が動いて、総胆管と主すい管の共通の出口の十二指腸乳頭(ファーター乳頭)部に詰まり、すい液の流れが滞るために発症します。多くは胆管炎(胆汁の流れが滞ることで胆管内の圧力が高まり、細菌感染を起こす)も合併しています。胆石が出口に詰まったままではすい炎や胆管炎が悪化します。

そのため血液検査、腹部超音波検査(30ページ)、CT検査、MRI検査(32ページ)などで胆石性すい炎が確認されたら、

すい管の出口を塞いでいる胆石を取り除く目的で、多くは内視鏡的逆行性胆管すい管造影(ERCP)による治療が行われます。

ERCPは、正確には口から内視鏡を入れて胆のうや胆管、すい管に造影剤を注入し、これらの状態をレントゲンで見る検査ですが、同時に胆石を除去することもできます(詳しくは36ページ)。

なお再発予防のために、後日、胆のうを摘出する手術が検討されることがあります。

胆石性すい炎の発症と内視鏡治療

発症

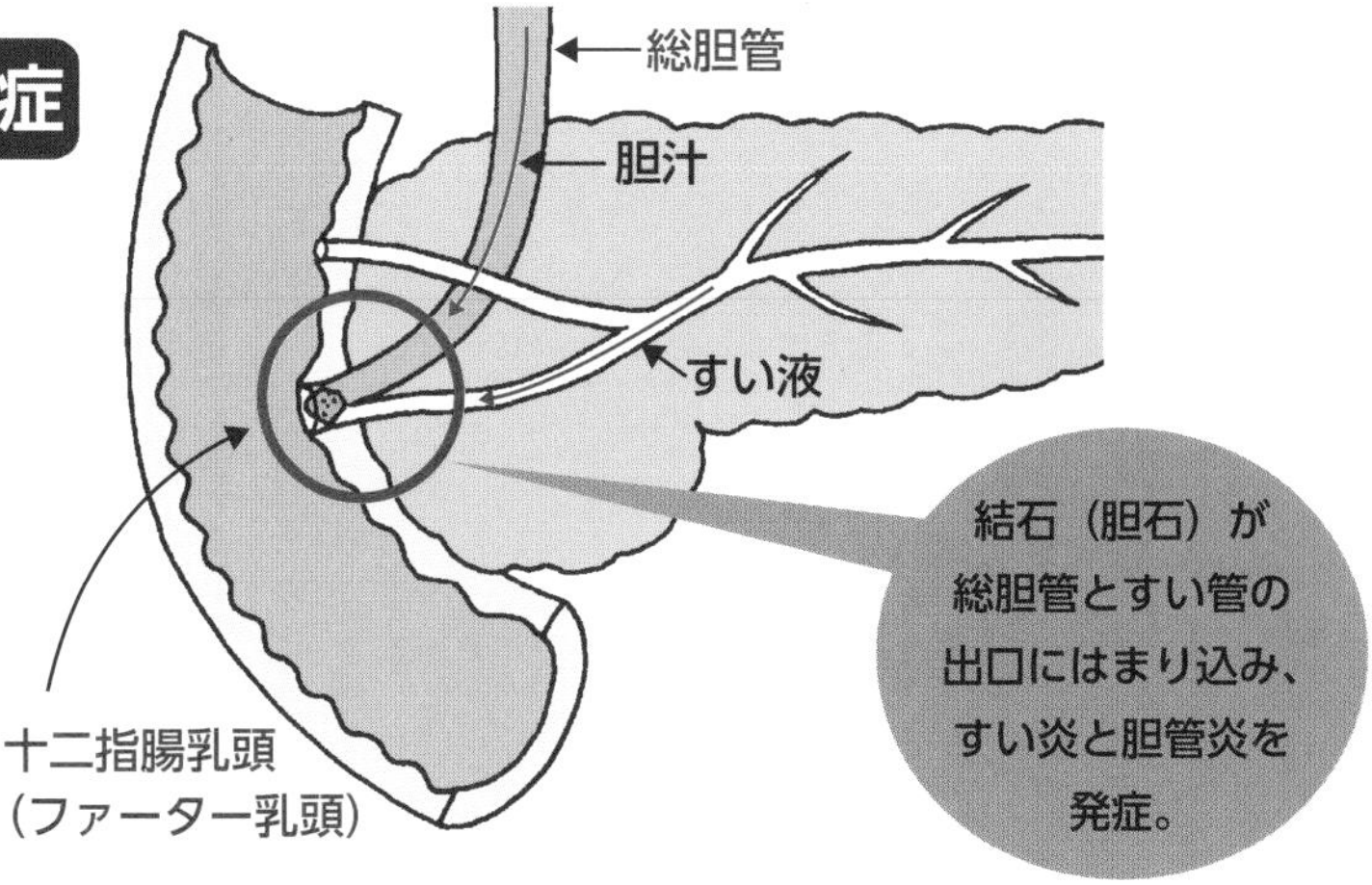

内視鏡で除去

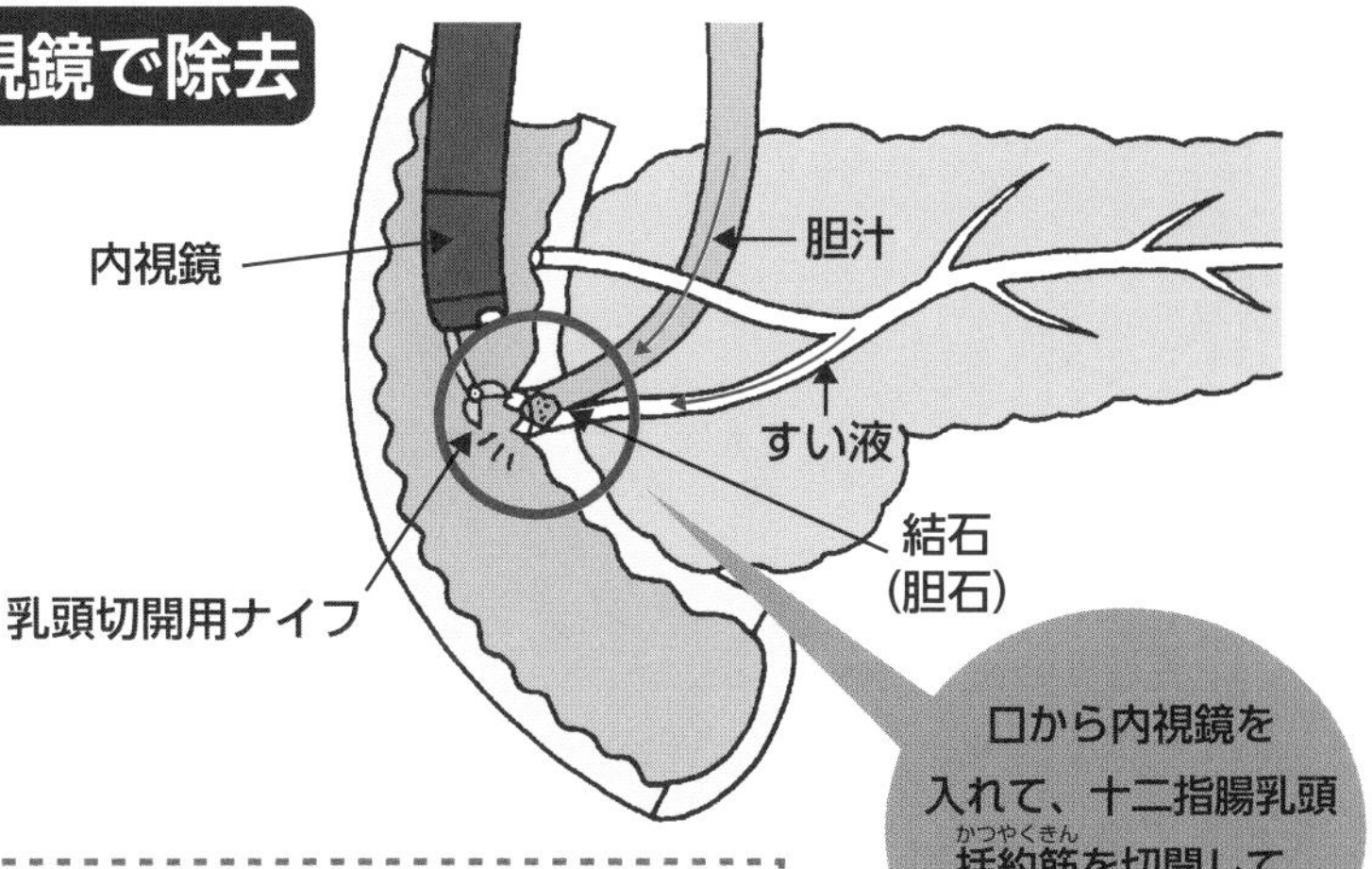

結石（胆石）が胆汁に
押し出されて、
自然に排出される
こともある

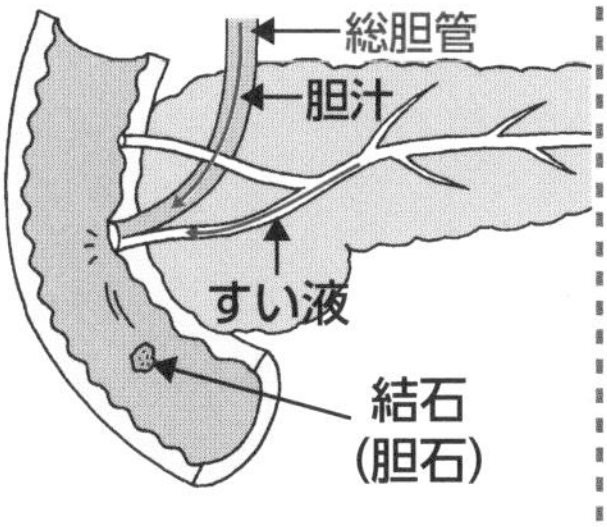

急性すい炎

重症化しなければ数日～2週間で回復

回復後の生活習慣に注意して、再発予防を。

軽症の急性すい炎の場合、安静、絶飲食、点滴や鎮痛薬による治療、胆石が原因なら胆石を除去する処置などを行って数日～2週間程度で退院になります。

入院中の食事は、以前は腹痛が消失し、血液検査や画像検査ですい炎の所見が治まってから水分、流動食、おかゆ、常食というように段階的に固形食に移行しながら摂取カロリーを増やしていました。しかし近年、軽症の急性すい炎なら、腸の蠕動《ぜんどう》運動が確認できれば消化のよい固形食を開始してもよいという考え方になり、むしろそのほうが早く回復することもわかりました。

退院後、自宅静養になったら再発予防のためにアルコール、喫煙は原則として禁止されます。食事も焼き肉やラーメン、揚げ物など脂っこいもの、辛い料理など刺激の強いものは控えます。

急性すい炎を繰り返して慢性すい炎（64ページ）に移行すると、すい性糖尿病（72ページ）、すい臓がん（86ページ）など、難治性のすい臓病になるリスクが上がりますので、注意が必要です。

回復すれば退院できる

軽症の急性すい炎

退院のめやす

- 腹痛などの症状がない
- 血液検査で消化酵素（すい酵素）の値が正常に戻る
- CT 検査ですい臓のむくみが解消している

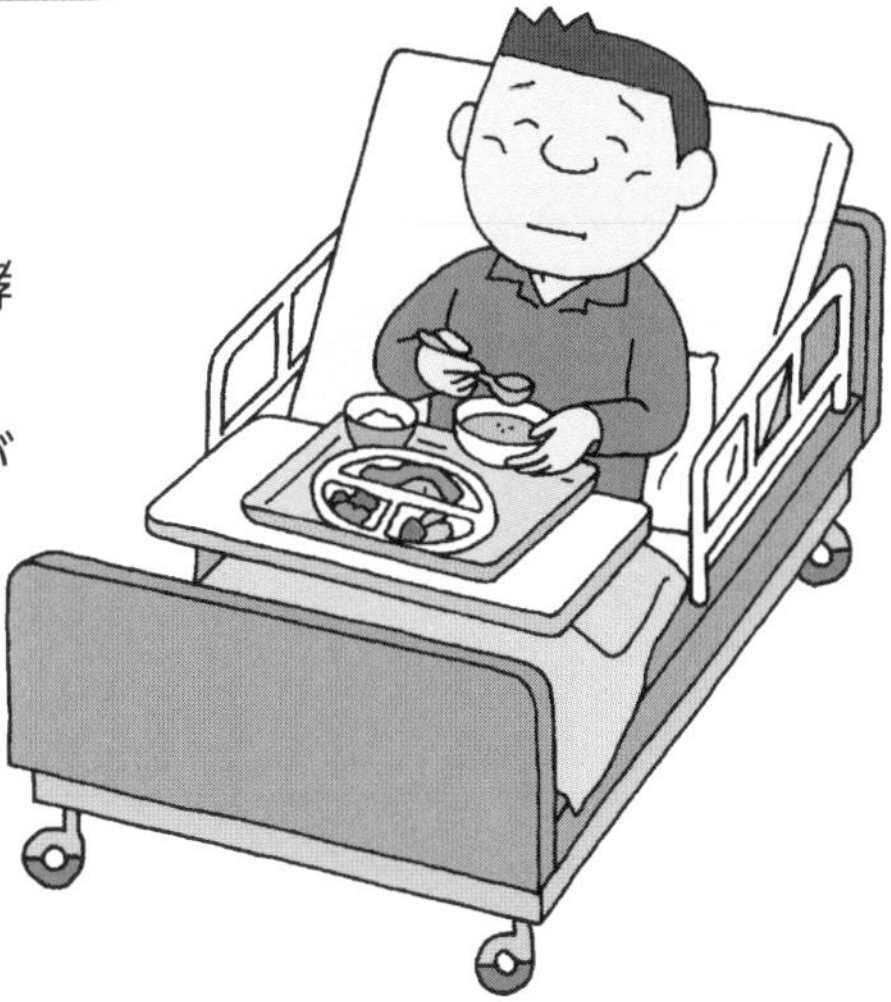

軽症の場合、入院期間はおおよそ7～10日だが、重症急性すい炎（60ページ）になると、入院期間が数カ月に及ぶこともある。

生活改善で再発予防

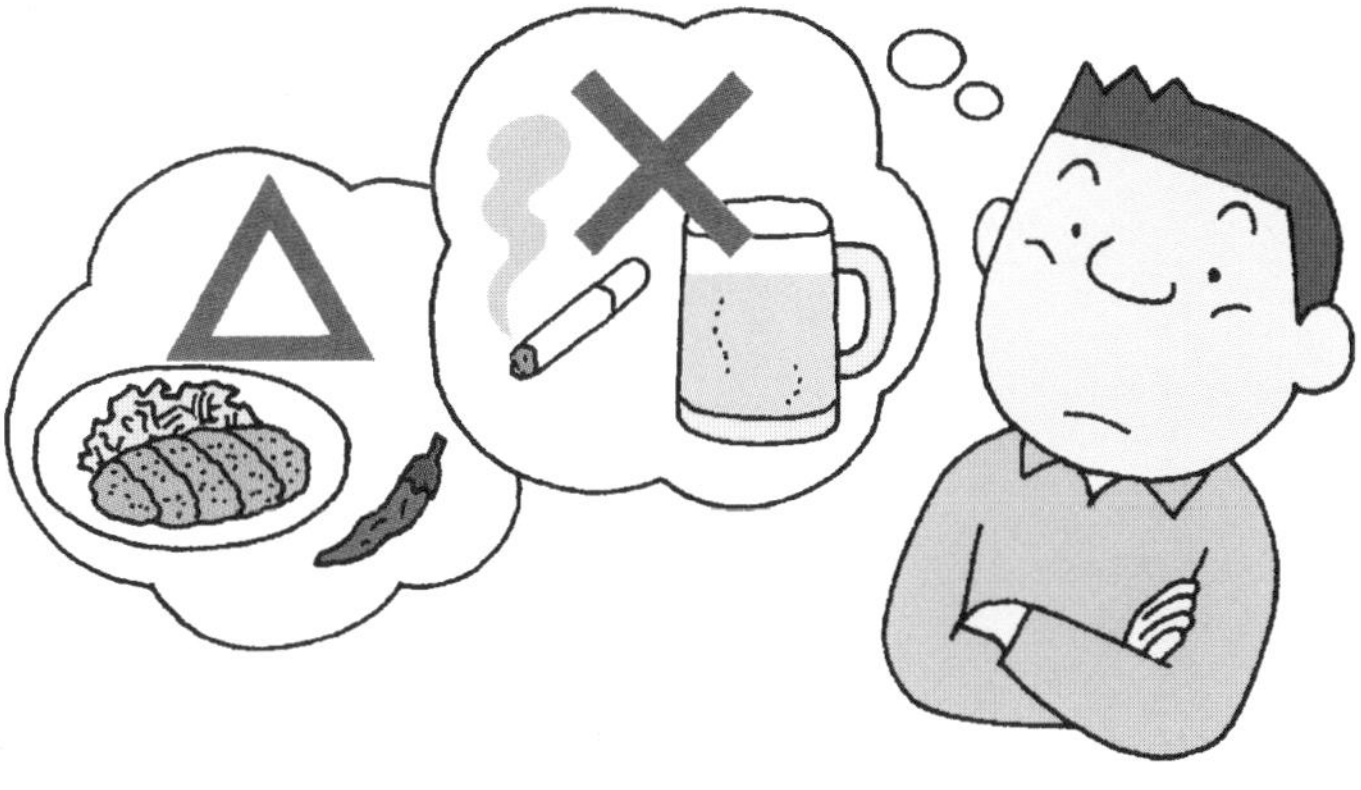

アルコールや脂っこい食事、喫煙が再発のリスクになることを意識した生活を心がけて。

急性すい炎

重症急性すい炎に移行することも

重症急性すい炎は、命を助けるために高度な治療を行う。

重症急性すい炎（壊死性すい炎）とは、急性すい炎が重症化し、すい臓の一部が壊死して細菌感染を起こしたり、炎症が周囲の臓器や血管に及んだりした状態です。肺、腎臓、肝臓など主要な臓器の機能不全をしばしば引き起こします。急性すい炎の約1～2割が重症化するといわれ、血圧低下、呼吸困難や意識障害など命に関わる状態に陥ることがあります。

そのため重症と判断されると集中治療室（ICU）の徹底した管理下での治療が必要になることがあり、設備の整った高度医療機関で対応することになります。集中治療室（ICU）では脈拍、血圧、呼吸状態、尿量などを厳重にチェックしながら循環不全にならないように大量の点滴を行います。必要に応じてすい臓周囲の感染を防ぐために抗生物質や、すい酵素の活性を抑制する蛋白分解酵素阻害薬を点滴します。すい臓の炎症が全身に波及すると、腎臓や肺などの臓器機能が低下して多臓器不全に陥り、酸素投与、人工呼吸器、血液透析を含めた集中治療が必要になることがあります。

重症急性すい炎は命の危険も

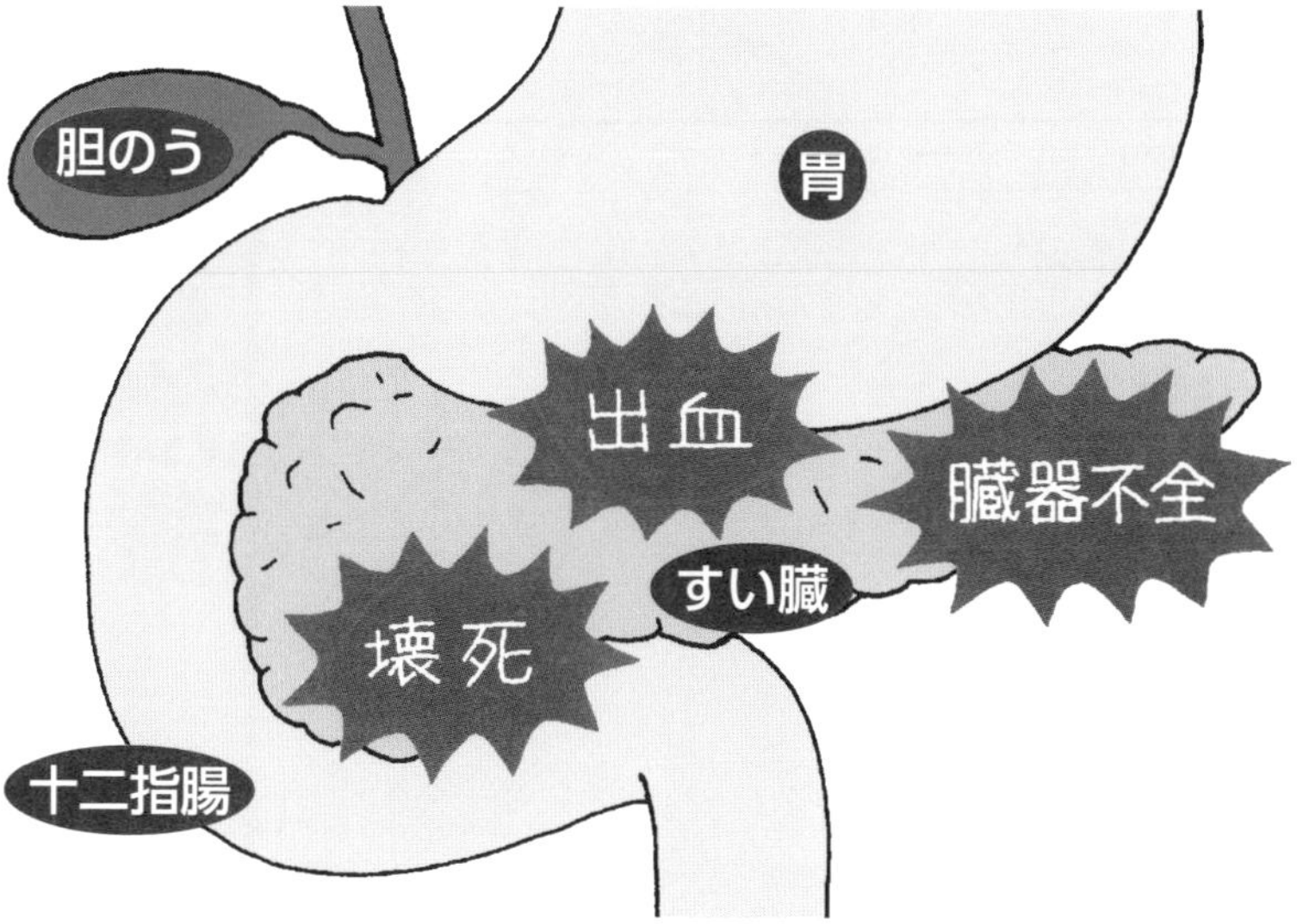

すい臓やそのまわりが出血する、組織が壊死を起こす、炎症がすい臓以外の臓器にも広がって多臓器不全になるなど病状は深刻に。重症急性すい炎はすい臓に起きた火事が周囲に延焼し、なかなか火が消えないような状況を考えると理解しやすい。

命を守る治療が行われる

- 集中治療室（ICU）で全身状態を管理する
- 脱水や循環不全（各臓器や組織に必要な血液を送れない状態）を防ぐための点滴を継続
- 経管栄養で栄養を補給し、エネルギーの確保、腸管の合併症を防ぐ
- 酸素投与、抗生物質の投与など、多臓器不全対策
- 合併症（62ページ）の発見と治療

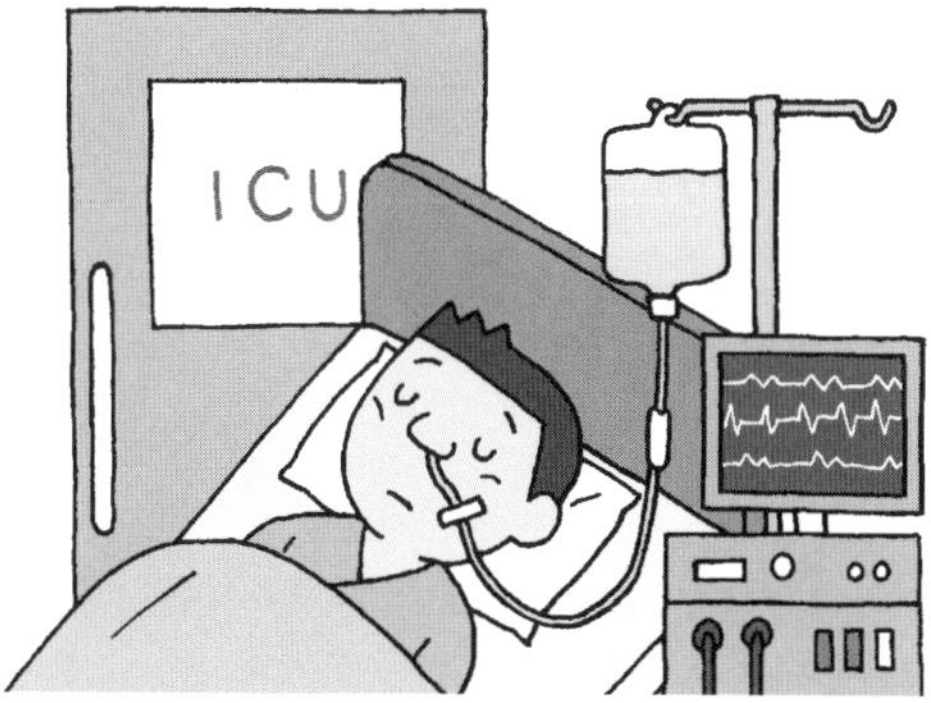

急性すい炎

すい局所合併症の種類と治療

合併症で重篤化しないため、内視鏡や手術による治療が検討される。

急性すい炎では、すい臓の中やその周囲に、すい液や壊死組織などを含む「のう胞」(液体成分が貯まった袋状の構造)ができることがあります(すい局所合併症)。

軽症の急性すい炎の発症後、4週以内にできるのう胞を「急性すい周囲液体貯留」(APFC)、4週以降を「すい仮性のう胞」(PPC)といい、重症急性すい炎(壊死性すい炎)では、4週以内にできるのう胞を「急性壊死性貯留」(ANC)、4週以降にできるのう胞を「被《ひ》胞《ほう》化《か》壊死」(WON)と呼びます。のう胞が破れて液体が漏れ出ると消化酵素(すい酵素)の影響で消化管に穴があいたり、血管が傷つき出血したりすることもあります。またANCやWONに細菌が感染すると「感染性すい壊死」といって、より重篤になります。

治療は、内視鏡を用いて、あるいはお腹に小さな穴を開けてカテーテルをのう胞内に入れ、感染した物質を体の外に出す「ドレナージ」という処置や、「ネクロセクトミー」といって内視鏡や外科的な手技を用いて壊死物質を除去する治療が検討されます。

すい局所合併症の種類

	発症から4週以内	発症から4週以降
軽症の急性すい炎	急性すい周囲液体貯留(APFC)	すい仮性のう胞(PPC)
重症の急性すい炎(壊死性すい炎)	急性壊死性貯留(ANC)	被包化壊死(WON)

ANCやWONに細菌が感染して感染性すい壊死になると、より重篤に

合併症の治療

すい局所合併症に感染が疑われる場合は、なるべく負担の少ない治療法で、感染した物質を取り除く。

●内視鏡・経皮的ドレナージ
管を通じて壊死性の物質を排出する。

●ネクロセクトミー
開腹手術で直接、壊死物質を取り除く。

●内視鏡的ネクロセクトミー

内視鏡の先についている輪っかのような器具(スネア)で壊死組織を除去する

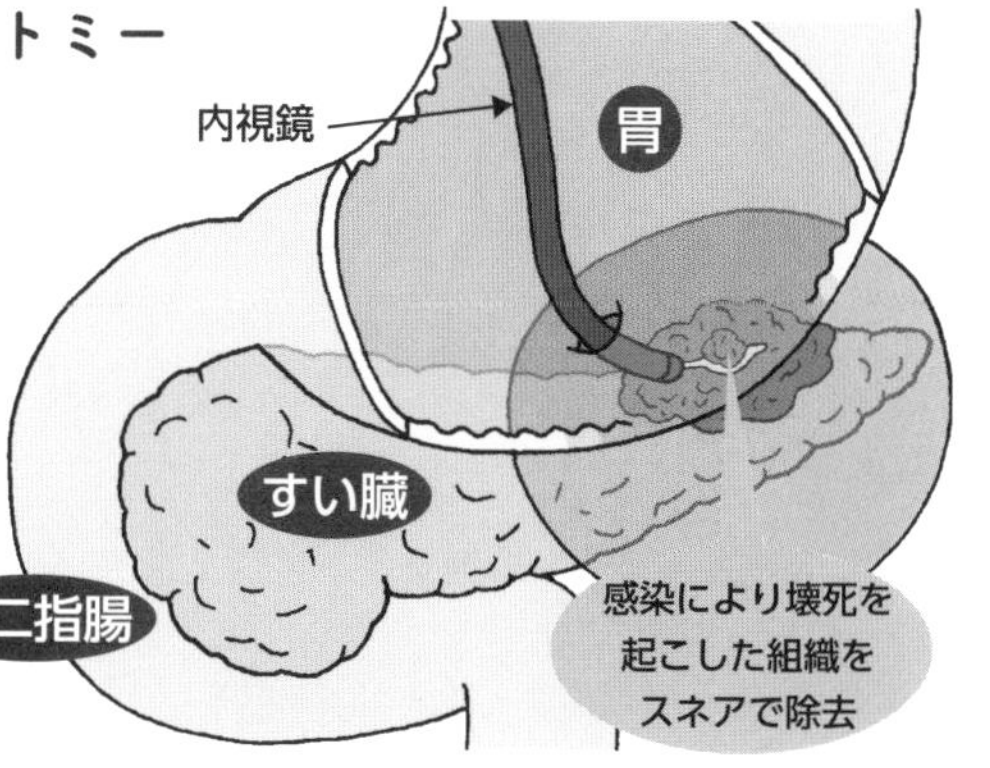

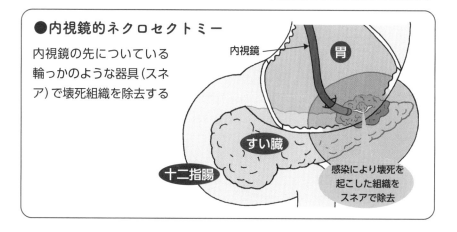

慢性すい炎

原因の多くがアルコール性

時間をかけてすい臓がダメージを受け、すい性糖尿病を発症する。

慢性すい炎は、長い時間をかけてすい臓の細胞が壊れ、硬い線維に置き換わる病気です。すい液を運ぶすい管が細くなったり、結石（すい石）ができたりし、発症後は代償期、移行期、非代償期の３つの過程を踏みながら、ゆっくり進行します（66ページ）。

病気の進行とともにすい臓の機能は衰え、すい液の分泌が低下し、慢性的に消化・吸収が悪くなり、脂肪便（脂を含む白っぽい便）や下痢、体重減少などの症状が表れます。またインスリンなど血糖を調整するホルモン分泌の障害によって、すい性糖尿病（72ページ）を発症するリスクが高まります。

慢性すい炎にはアルコール性と非アルコール性があり、アルコール性は長期に及ぶ過剰飲酒が原因です。左ページの「慢性すい炎の原因」を見てもわかるように、アルコール性が67・5％と原因の約3分の2を占めています。

非アルコール性は原因不明、遺伝性の他に、急性すい炎を繰り返すうちに慢性すい炎に移行することもあります。

最も多い原因はアルコール

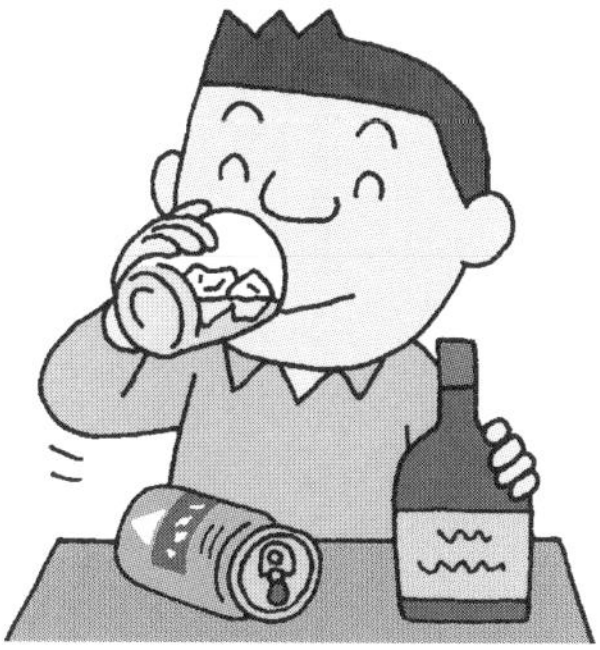

原因の6割以上がアルコール

慢性すい炎の原因※

①アルコール……………… 67.5%
②特発性（原因不明）……… 20.0%
③胆石症…………………… 1.3%

好発年齢

40～50歳代

女性より男性のほうが多い（約2倍）

※出典：厚生労働省「難治性膵疾患に関する調査研究　慢性膵炎の実態に関する全国調査（平成25年）」

長年かけてすい臓がダメージを受ける

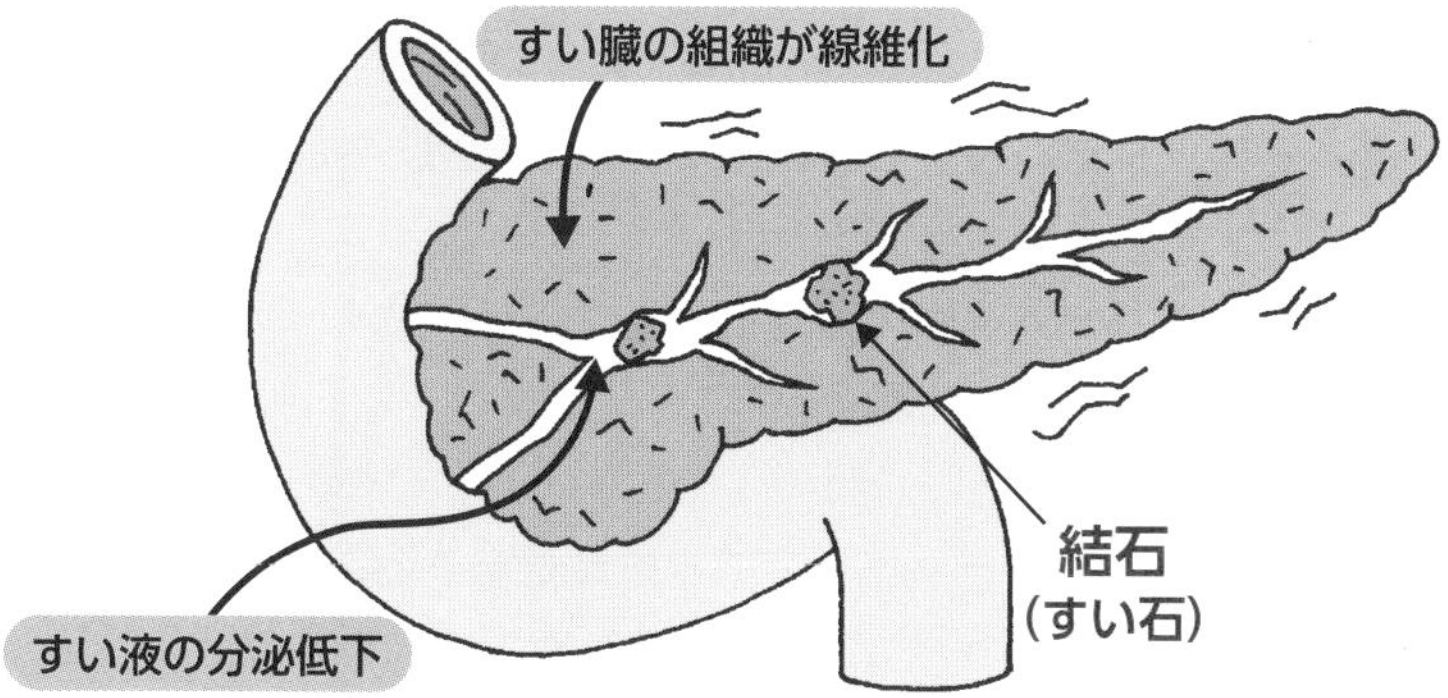

慢性すい炎は、数年～十数年の長い年月をかけて、すい臓のあちこちがダメージを受ける。

慢性すい炎

3つの過程を踏みながら進行する

代償期→移行期→非代償期で、病状が変化する。

慢性すい炎の進行は、次の3つの過程に分かれます。発症から数年～十数年かけて、すい臓の機能が低下していきます。

代償期　すい臓の機能が保たれている時期で、比較的初期の代償期には腹痛や背部痛の他に吐き気などを感じることもあります。食後数時間して痛みが発生することが多く、飲酒や脂っこい食事が引き金になります。

他にお腹が張った感じ（腹部膨満《ぼうまん》感）や倦怠《けんたい》感が見られることもあります。

移行期　すい臓の機能が低下し、すい液の分泌（外分泌）や、インスリンなどのホルモン分泌（内分泌）が衰えます。それとともに代償期に感じていた腹痛や背部痛が軽減してきます。

非代償期　腹痛や背部痛はほぼなくなり、すい液の分泌低下による消化不良により、下痢や脂肪便（脂を含む白っぽい便）が目立ち、栄養吸収の低下による体重減少などが見られます。

進行とともにやたらとのどが渇いたり、尿量が増えたりするなど、すい性糖尿病（72ページ）の症状が顕著になってきます。

慢性すい炎の進行と症状

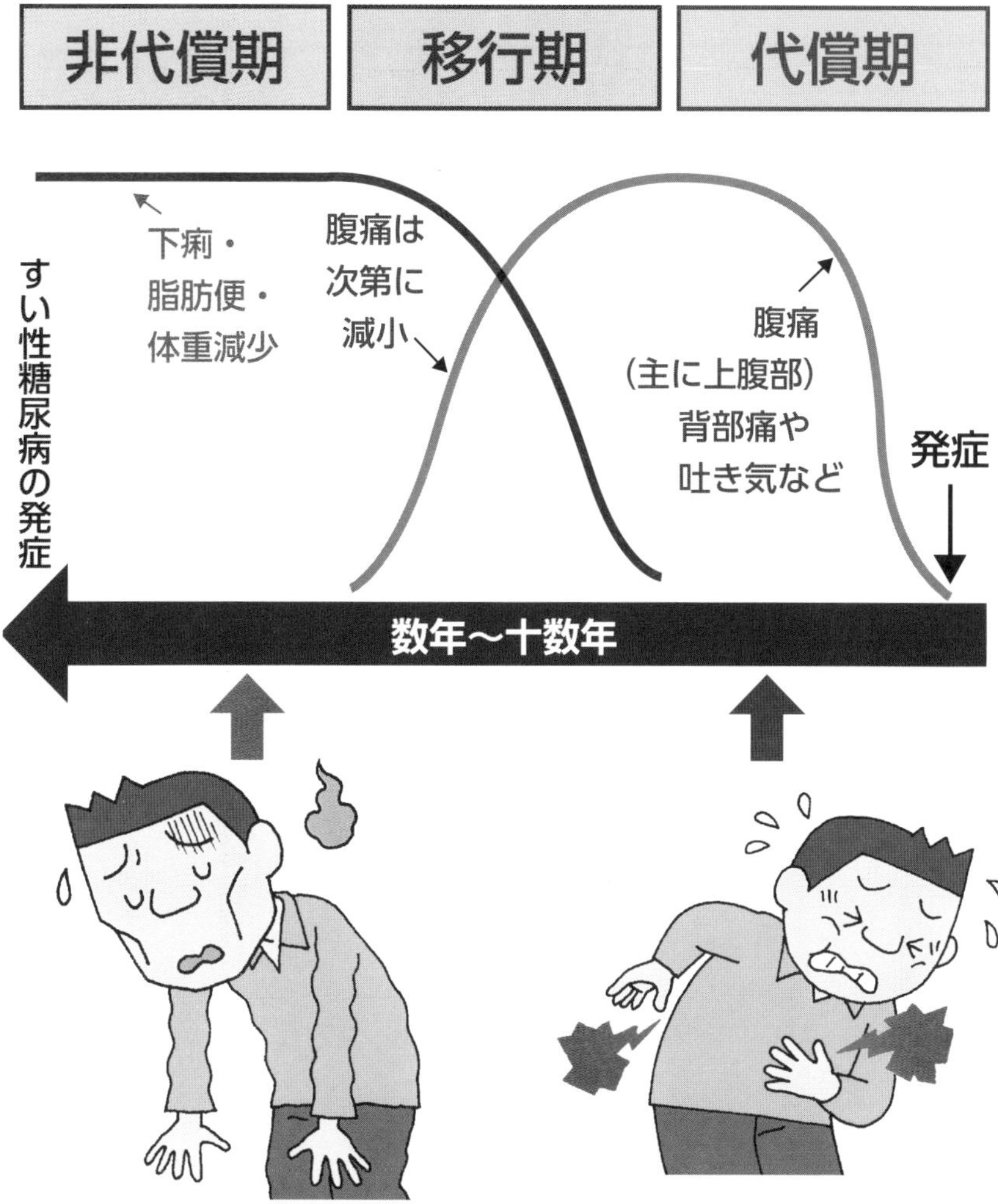

進行とともにすい臓の組織が破壊され、機能は著しく低下。腹痛などの痛みは軽減し、消化液の分泌減少による下痢、体重減少、脂肪便などがある。インスリンの分泌が減少し、すい性糖尿病を発症する。

発症するとすい臓の正常な組織が炎症を起こすため腹痛や背部痛、吐き気、腹部膨満感などの自覚症状がある。

慢性すい炎

内科的治療と内視鏡的治療がある

治療は薬物による疼痛緩和の他、すい石は内視鏡で取り除く。

慢性すい炎と診断されたら、お酒を飲む人は断酒します。断酒によって進行のリスクは低下し、予後の改善が期待できます。また、喫煙はすい炎の進行を早めるだけでなく、発がんにも関係しますので、喫煙者は禁煙を目指しましょう。

代償期の腹痛には、非ステロイド性抗炎症薬（ＮＳＡＩＤｓ）や医療用麻薬のオピオイド、すい液の分泌による刺激を抑制する抗コリン薬やすい消化酵素補充薬、他にすい臓の炎症を抑えて痛みを緩和するために蛋白分解酵素阻害薬などの薬物療法が行われます。非代償期の消化吸収不良には、すい消化酵素補充薬や胃酸分泌抑制薬などが用いられます。

また、結石（すい石）が邪魔をしてすい管が細くなったり閉塞したりしている場合は、内視鏡を用いて十二指腸乳頭からすい管に管を入れて結石を取り出したり、すい管にステント※を入れてすい管を広げ、すい液の流れを促したりします。場合によっては体外衝撃波結石破砕《はさい》術（ＥＳＷＬ）と内視鏡を併用し、結石を破砕して取り出すこともあります。

※ステント…すい管を内側から広げるために使う器具。

慢性すい炎の治療

内科的治療

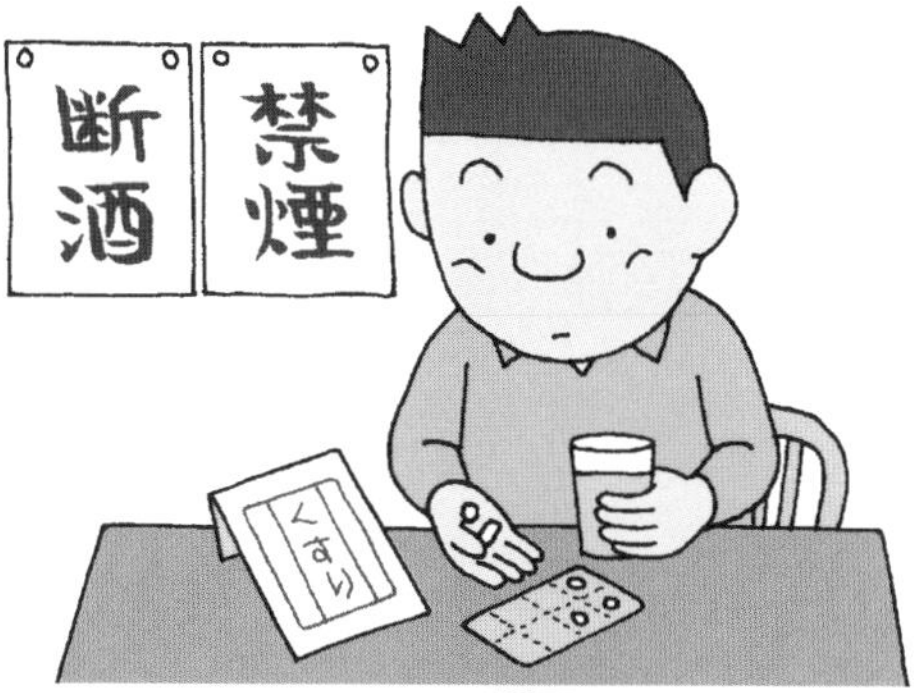

断 酒

すい臓を傷めるので、アルコールは禁止。自力で断酒の自信がなければ、アルコール専門医に相談して治療を受けても（146 ページ）。

禁 煙

喫煙は慢性すい炎の進行を促進するといわれる他、すい臓がん、肺がん、咽頭がん、膀胱がんなど様々な臓器の発がんを促進する。禁煙は治療の鉄則。

食事療法

代償期～移行期にはすい臓に負担の少ない低脂肪食、非代償期に糖尿病を発症している場合は、検査と食事指導を受けながら、適切なカロリーコントロールを行う。

薬物療法

代償期

- 非ステロイド性抗炎症薬（NSAIDs）
- オピオイド（医療用麻薬で、作用の弱いものと強いものがある。依存に注意しながら使う）
- 抗コリン薬、すい消化酵素補充薬、蛋白分解酵素阻害薬

非代償期

- すい消化酵素補充薬
- 胃酸分泌抑制薬

内視鏡的治療

すい管の狭窄や閉塞による腹痛が対象

すい管ステント留置術

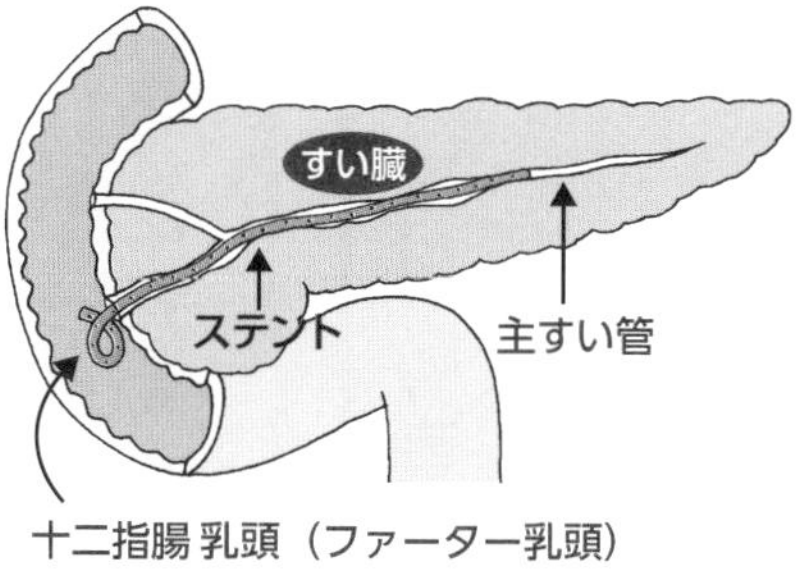

すい管にステントを留置してすい管を広げ、すい液の流れをよくすることで腹痛を軽減。

体外衝撃波結石破砕術（ESWL）

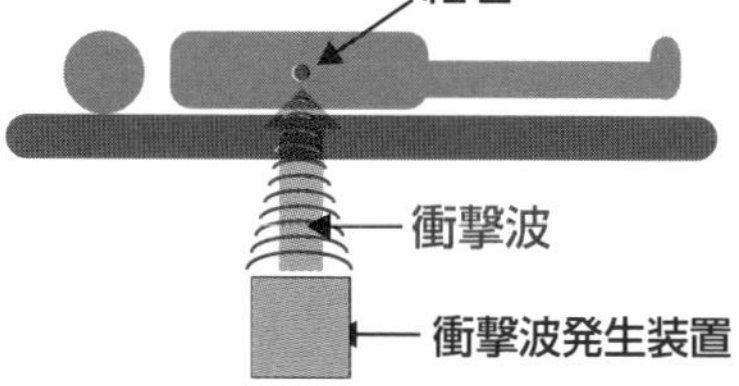

結石（すい石）がある場合に用いられ、専用の装置を用いて人工的に衝撃波を発生させ、レントゲンを用いて結石に照準を合わせて照射し、結石を細かく破砕して除去。内視鏡と併用されることが多い。

慢性すい炎

難治性は、手術で治療することも

すい液が流れるようにしたり、病変部分を切除したりする。

内科的治療や内視鏡的治療などを行っても腹痛が続く、一度回復しても再発するなど病状のコントロールが難しい場合、あるいは胆道閉塞《たんどうへいそく》、すい仮性のう胞（62ページ）、すい臓がん（86ページ）などの合併が疑われる場合、手術が検討されます。手術は「すい管ドレナージ術」（すい管減圧術）、「すい切除術」などがあります。

すい管ドレナージ術は、炎症によって主すい管が拡張して内圧が高まっている場合に有効で、主すい管に沿うようにすい臓を切り開き、大きく開いた主すい管と小腸をつなげてすい液が腸管に流れるようにします（すい管空腸側々吻合術《くうちょうそくそくふんごうじゅつ》）。これによりすい管は減圧され、痛みが緩和します。さらにすい頭部にすい石などがある場合、「Frey《フライ》手術」が行われます。

すい切除術はすい管の減圧の必要がない場合、病変の部位に応じてすい臓の一部を切り取る手術。すい頭部、胆のう・胆管と胃の出口、十二指腸をまとめて切除する「すい頭十二指腸切除術」と、すい体部、尾部、脾臓を切除する「すい体尾部切除術」が代表です。

郵便はがき

恐縮ですが切手をおはりください

1 6 2 - 8 4 4 5

新宿区新小川町一-七

成美堂出版

愛読者係 行

愛読者カード

◆本書をお買い上げくださいましてありがとうございます。

これから出版する本の参考にするため、裏面のアンケートにご協力ください。

ご返送いただいた方には、後ほど当社の図書目録を送らせて戴きます。

また、抽選により毎月20名の方に図書カードを贈呈いたします。当選の方への発送をもって発表にかえさせていただきます。

ホームページ　http://www.seibidoshuppan.co.jp

＊お預かりした個人情報は、弊社が責任をもって管理し、上記目的以外では一切使用いたしません。

お買い上げの本のタイトル（必ずご記入下さい）

●本書を何でお知りになりましたか？

□書店で見て　□新聞広告で　□人に勧められて

□当社ホームページで　□ネット書店で　□図書目録で

□その他（　　　　　　　　　　　　　　　　）

●本書をお買い上げになっていかがですか？

□表紙がよい　□内容がよい　□見やすい　□価格が手頃

●本書に対するご意見、ご感想をお聞かせください

ご協力ありがとうございました。

お名前（フリガナ）	年齢　　歳	男・女
	ご職業	
ご住所 〒		
図書目録（無料）を　希望する□　しない□		

慢性すい炎の手術

すい管ドレナージ術（すい管減圧術）

すい管空腸側々吻合術

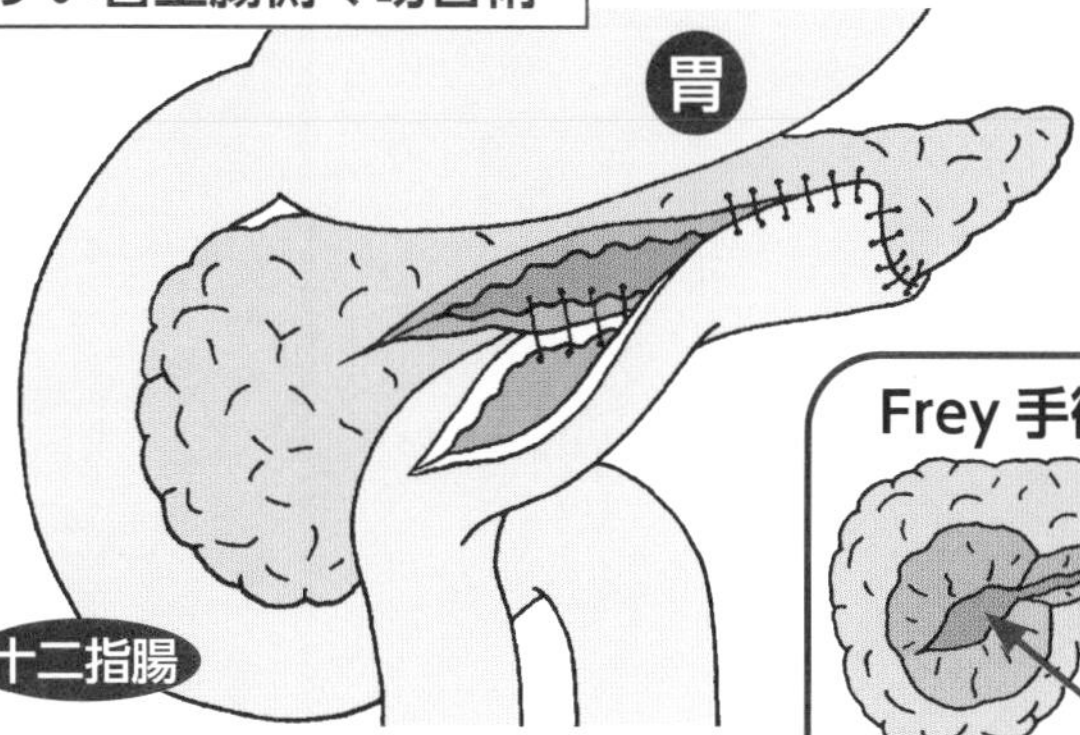

すい体尾部の主すい管を広く切開して結石を除去後、腸管とつなげてすい液を腸管に流し、圧を下げる。

Frey 手術

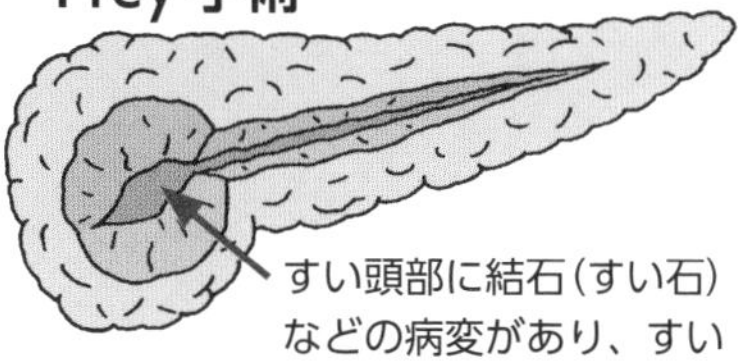

すい頭部に結石（すい石）などの病変があり、すい体部の主すい管の減圧だけでは痛みの緩和が不十分だと考えられる場合、すい頭部をくり抜く。

すい切除術

結石（すい石）などの病変のある部位に応じて部分的にすい臓を切除する。

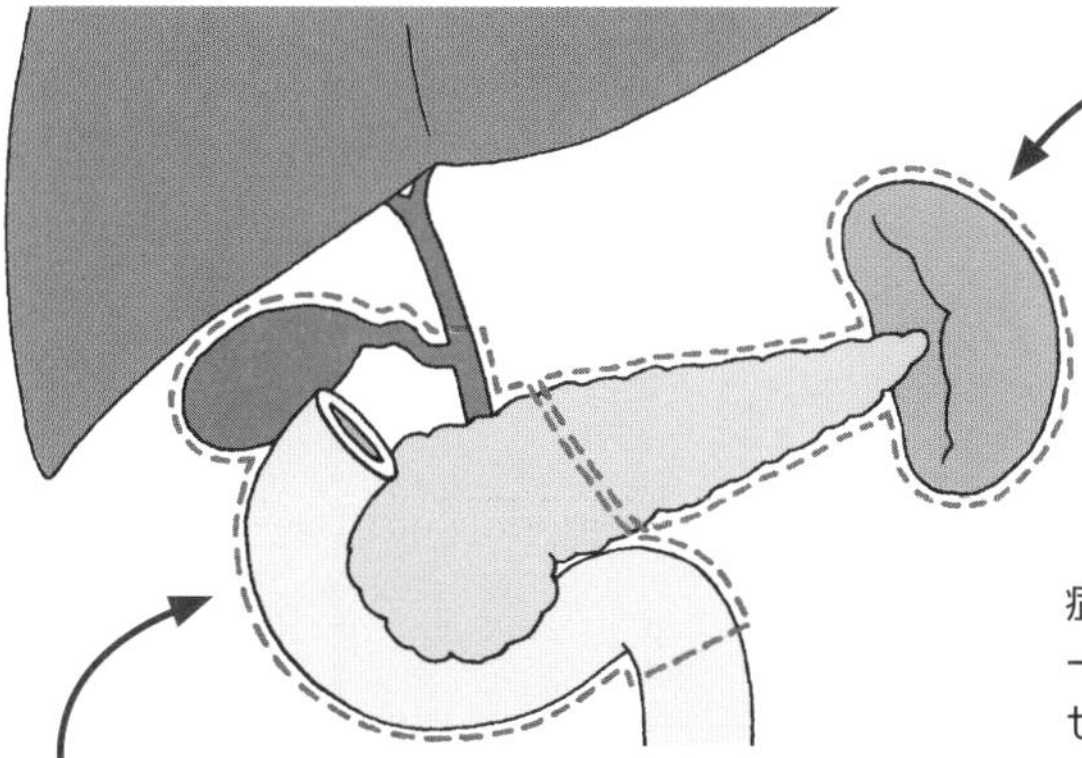

すい体尾部切除術
すい体部、すい尾部、脾臓をまとめて切除する。

症例によっては、すい管ドレナージ術とすい切除術を組み合わせた術式も行われる。

すい頭十二指腸切除術
すい頭部と胆のう、胆管、胃の出口、十二指腸をまとめて切除する。

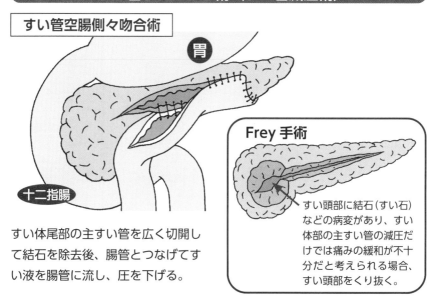

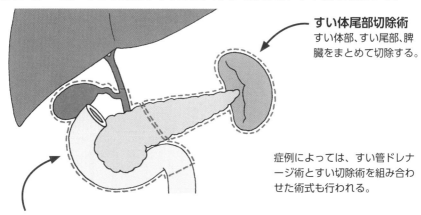

すい性糖尿病

すい臓の機能が障害されて発症

慢性すい炎やすい臓がんなど、すい臓の病気が原因で起こる。

すい臓には、インスリンやグルカゴンなど血糖値の調整に関わるホルモンを分泌する「内分泌機能」という大切な役割があります。すい性糖尿病は、急性すい炎や慢性すい炎、すい臓がんなどによりすい臓がダメージを受け、インスリンの分泌能力が低下することで発症します。

すい性糖尿病は慢性すい炎などの治療中にわかることもありますし、たまたま受けた血液検査で急に血糖値の上昇を指摘されてわかることもあります。

糖尿病には、主に自己免疫の異常によってすい臓のランゲルハンス島のβ細胞が壊れることにより、インスリンの分泌が極度に低下したり分泌されなくなったりする1型と、生活習慣などでインスリンの分泌量が減ったり、分泌されたインスリンの効果が十分に発揮されない2型が知られています。しかしすい性糖尿病はどちらにも属しません。

病態は1型に似ていますが、進行とともに血糖値を上げるグルカゴンの分泌も低下するため、より血糖値の調整が難しいといえます。

すい性糖尿病の原因はすい臓の病気

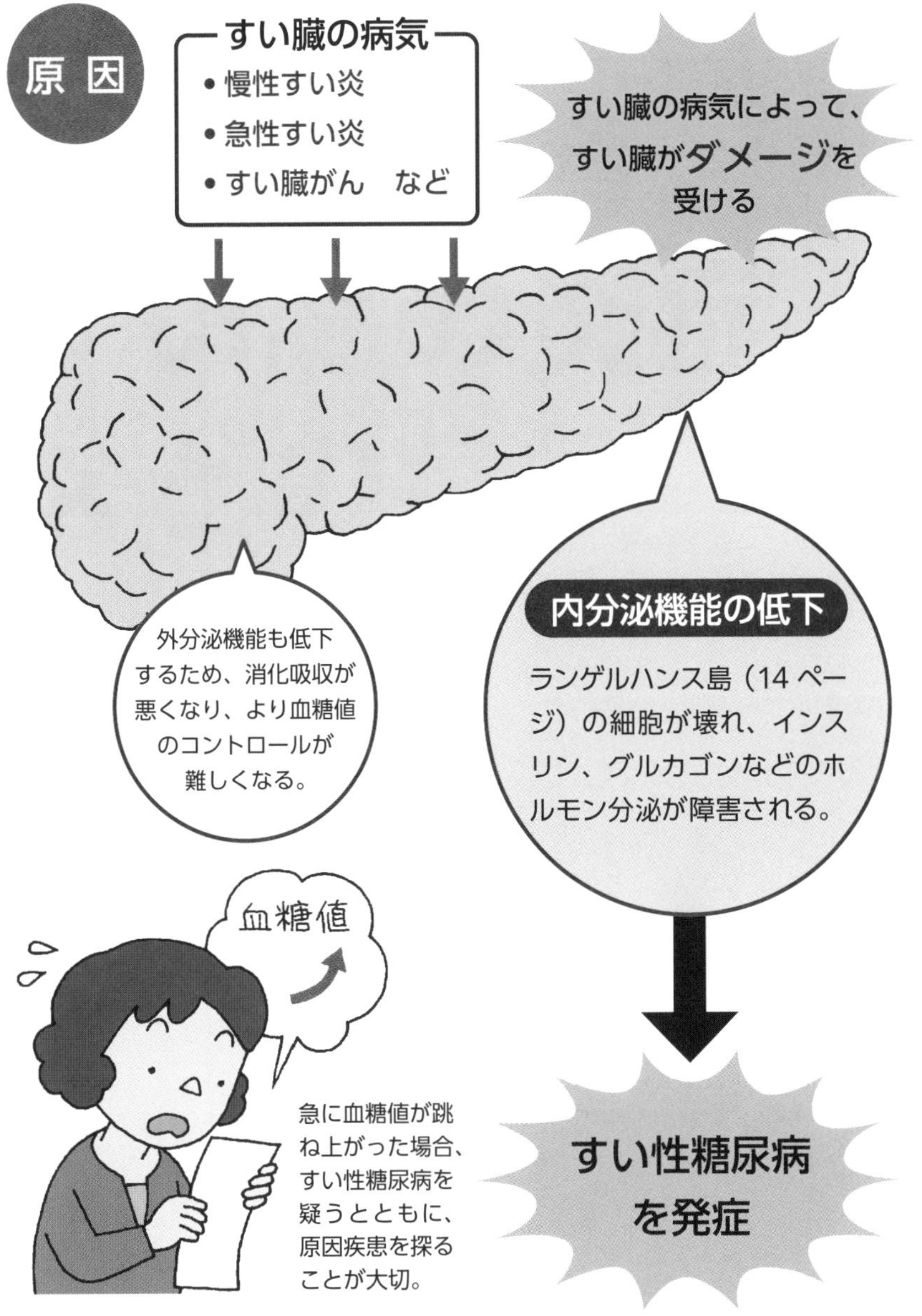
原因
すい臓の病気
• 慢性すい炎
• 急性すい炎
• すい臓がん　など
すい臓の病気によって、すい臓がダメージを受ける
外分泌機能も低下するため、消化吸収が悪くなり、より血糖値のコントロールが難しくなる。
内分泌機能の低下
ランゲルハンス島（14 ページ）の細胞が壊れ、インスリン、グルカゴンなどのホルモン分泌が障害される。
血糖値
急に血糖値が跳ね上がった場合、すい性糖尿病を疑うとともに、原因疾患を探ることが大切。
すい性糖尿病を発症

すい性糖尿病

最も多い原因が慢性すい炎

慢性すい炎の予防がすい性糖尿病のリスクも下げる。

2005年の厚労省の全国実態調査※では、すべての糖尿病のうち、すい性糖尿病が占める割合は0.8％で、人口10万人あたり15・2人。最も多い原因疾患が慢性すい炎で、約40％。続いてすい臓がん24・6％、急性すい炎7.5％、自己免疫性すい炎6.1％となっています。

また、すい性糖尿病を伴う慢性すい炎の原因はアルコール性が77・3％と最も多く、すい管に結石(すい石)ができていたり、すい臓全体が石灰化し硬くなっている慢性すい炎では、70〜80％の高確率ですい性糖尿病を合併します。

慢性すい炎の予防は、すい性糖尿病の発症リスクも抑えます。お酒を飲み過ぎている人は厚労省の「健康日本21」で推奨されている、一日純アルコール20g(142ページ)を目安に、酒量を減らすか断酒して、すい臓をいたわりましょう。

なお、すい臓がんもかなり高い確率ですい性糖尿病を合併します。急に血糖値が上昇し、すい性糖尿病を指摘されたことによる精密検査ですい臓がんが見つかることもよくあります(詳しくは90ページ)。

すい性糖尿病の原因

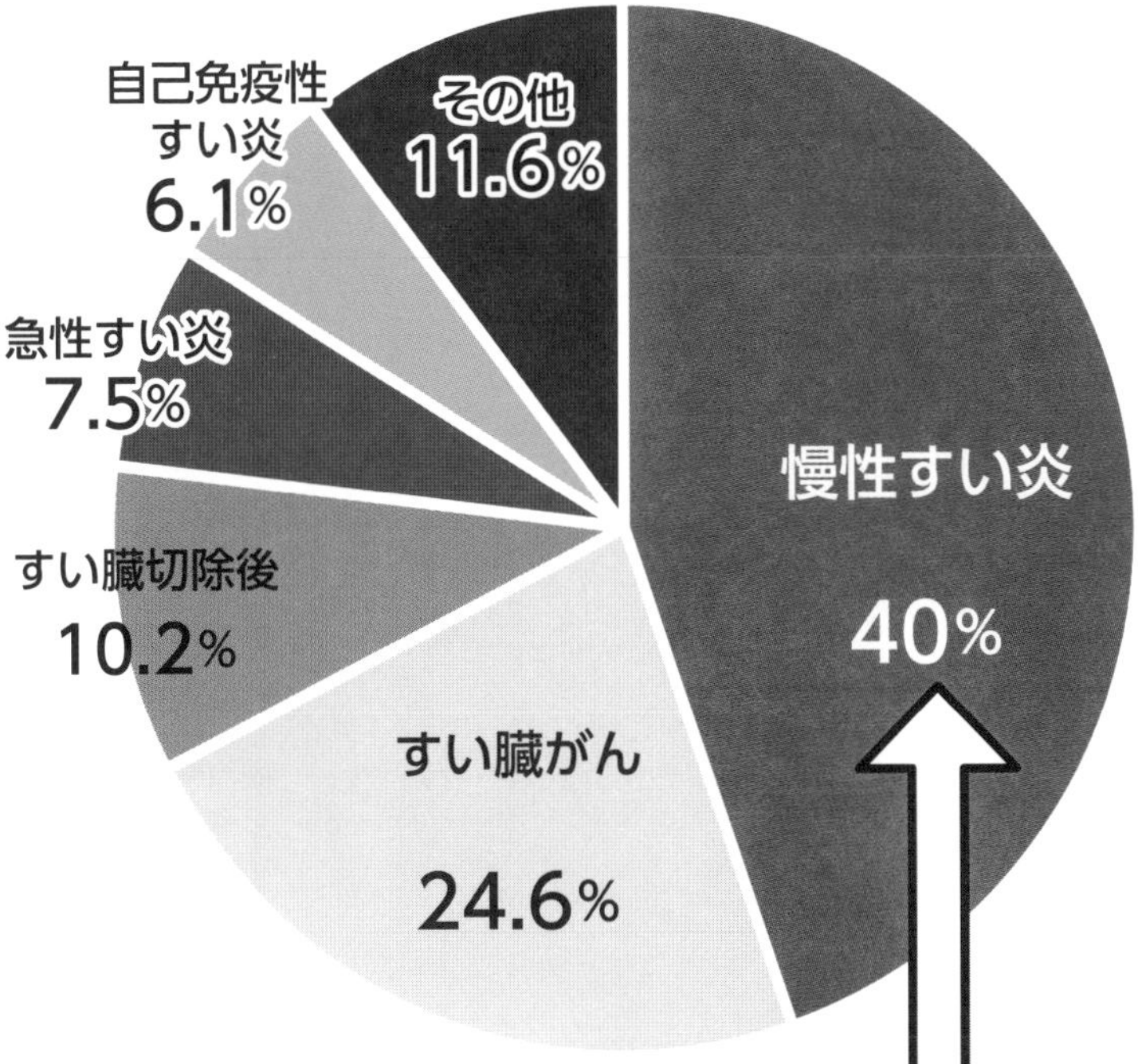

**すい性糖尿病を合併する
慢性すい炎の原因**

①アルコール性	77.3%
②特発性（原因不明）	14.4%
③胆石性	2.0%

※出典：厚生労働省「難治性膵疾患に関する調査研究　膵性糖尿病の全国実態調査（2005 年）最終報告」

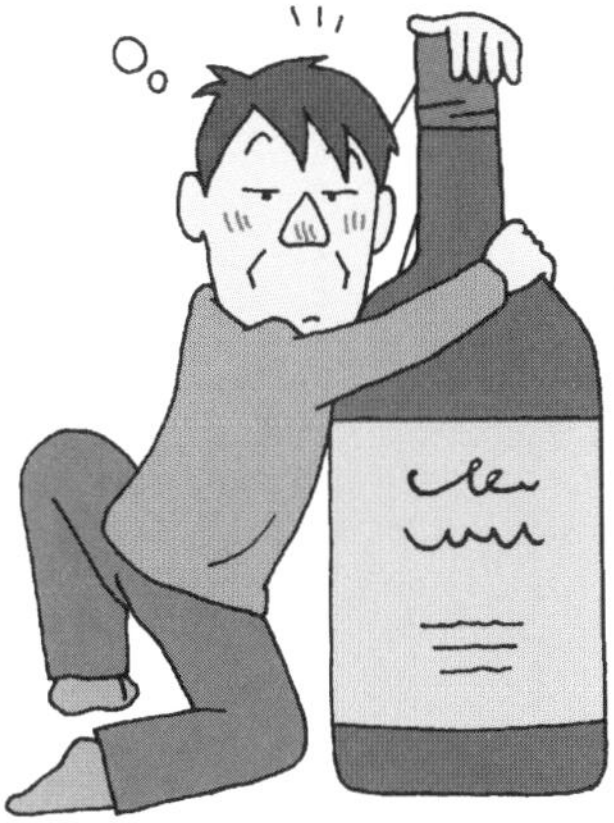

すい性
糖尿病

口渇や多尿の他に栄養障害も目立つ

すい臓機能の障害から、血糖値、消化機能に関わる症状が表れる。

すい性糖尿病では、すい臓の内分泌機能が低下するだけでなく、同時に外分泌機能もしばしば低下し、様々な症状が表れます。一つは高血糖による口渇《こうかつ》、多飲・多尿、尿糖排泄など糖尿病の症状です。

これは内分泌機能の低下によるもので、血糖値を下げるインスリンの分泌不足が原因です。

進行するとインスリンだけでなく、血糖値を上げるグルカゴンの分泌も衰え血糖値の変動が大きくなり、血糖値が正常以下まで下がる低血糖を起こしやすくなります。

低血糖が進むと、意識障害やけいれんなどを伴う低血糖昏睡《こんすい》に陥ることもあり、命に関わることもあります。

外分泌機能の低下では、食べたものを消化する消化酵素（すい酵素）の分泌不全が起こり、栄養素の消化吸収障害から便の中に脂肪分を多く含む脂肪便が出たり、下痢が続いたりします。

このためすい性糖尿病は、普通の糖尿病に比べ、栄養障害や体重減少が顕著に見られるのも特徴です。

低血糖や消化吸収障害が起こりやすい

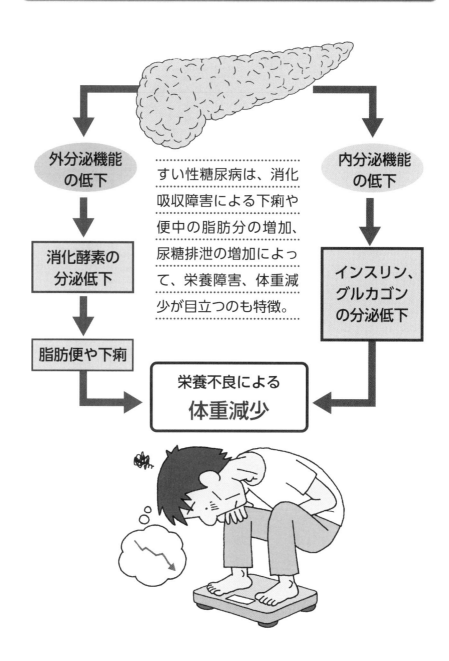

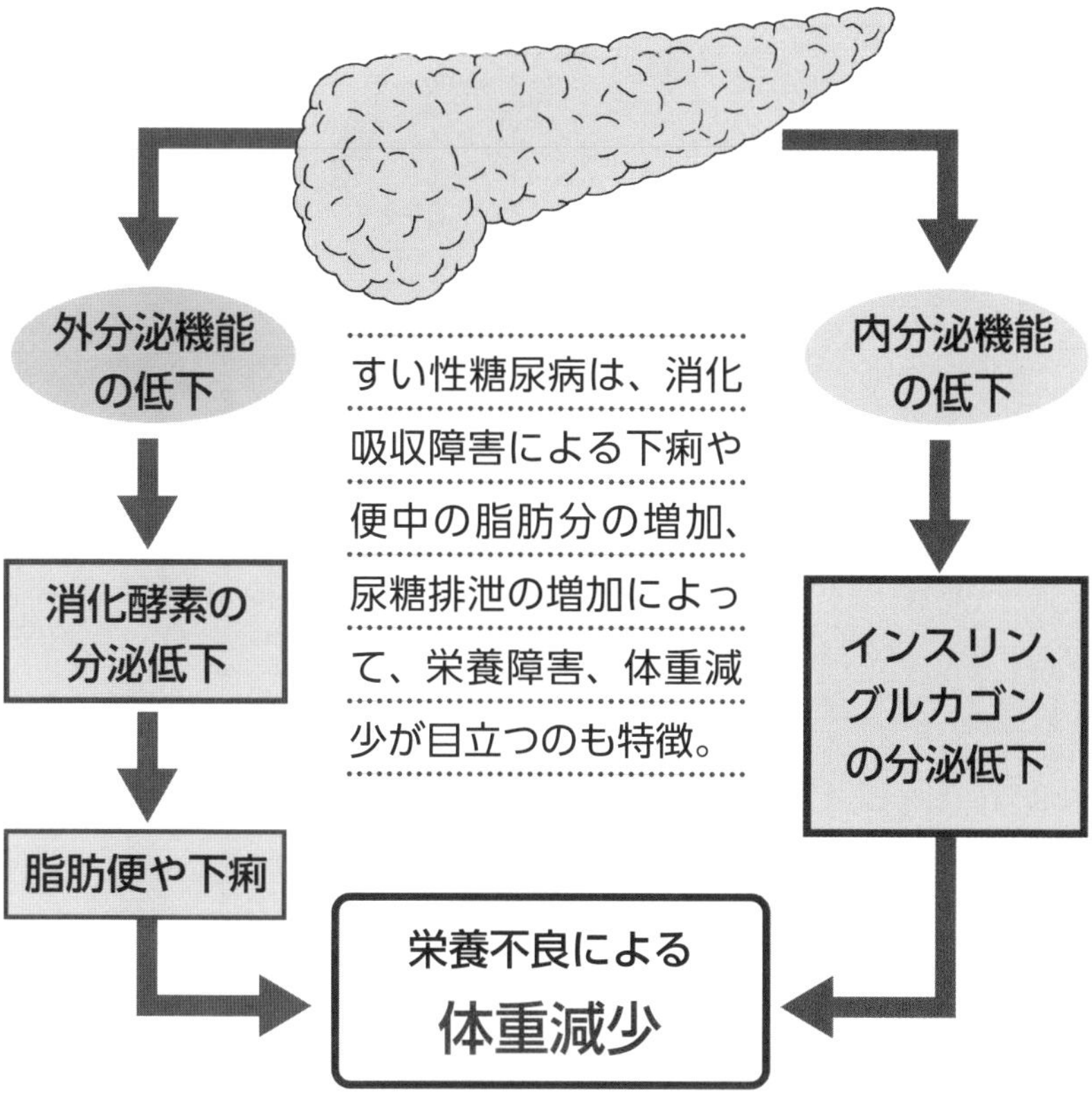

すい性糖尿病は、消化吸収障害による下痢や便中の脂肪分の増加、尿糖排泄の増加によって、栄養障害、体重減少が目立つのも特徴。

すい性糖尿病

インスリン療法、食事療法が中心

生活習慣に起因する2型糖尿病の治療は、食生活の改善や運動、血糖降下薬の内服などが基本です。

一方、すい臓のランゲルハンス島のβ細胞が壊れ、ほとんどインスリンが出なくなる1型糖尿病の治療は、皮下注射でインスリンを補充する「インスリン療法」が中心です。

すい性糖尿病の治療は、1型糖尿病に準じたインスリン療法と食事療法（左ページ参照）が基本になります。

ただしすい性糖尿病は、進行とともに血糖値を上げるグルカゴンの分泌も低下するため、容易に低血糖を起こしやすいという問題があります。また消化酵素（すい酵素）の分泌不全から脂肪やたんぱく質、炭水化物など大切な栄養素の消化吸収障害を合併しているなど、複雑です。

こうしたことから、すい性糖尿病の治療は、血糖値をコントロールしつつ低血糖を予防することも十分に考慮したインスリン療法を行います。栄養不良の兆候がある場合、すい消化酵素補充薬の投与が必要になります。

低血糖に考慮した薬物療法や食事療法が行われる。

すい性糖尿病の治療

インスリン療法

すい臓からインスリンが分泌できないため、外から薬剤で補う治療。医師が指示した量（単位）を決められた時間に自分で皮下に注射する（自己注射）。

※打ち方は医療機関で指導を受ける。

すい消化酵素補充薬の内服

すい消化酵素補充薬は、すい臓の外分泌機能不全によるすい酵素分泌不足を補い、消化吸収を改善する。

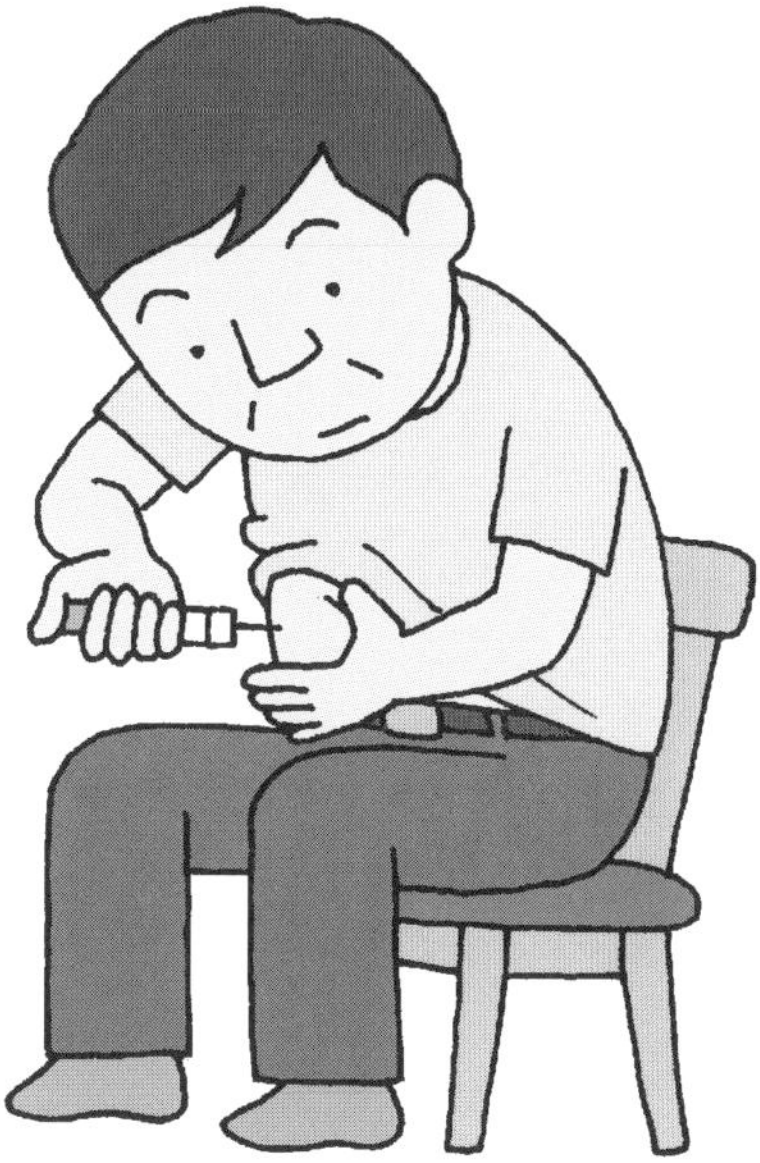

食事療法

定期的に通院してBMI（身長、体重から割り出す肥満指数）を測定し、血液検査で栄養状態をチェック、脂肪便の確認などで栄養状態を評価する。食事の適正カロリーは、標準体重（kg）× 30kcal以上。腹痛がない場合には、脂肪摂取量の目安は40〜60g／日、低脂肪食は推奨しない。多くは医療機関の管理栄養士による指導を受けながら食事管理を進める。

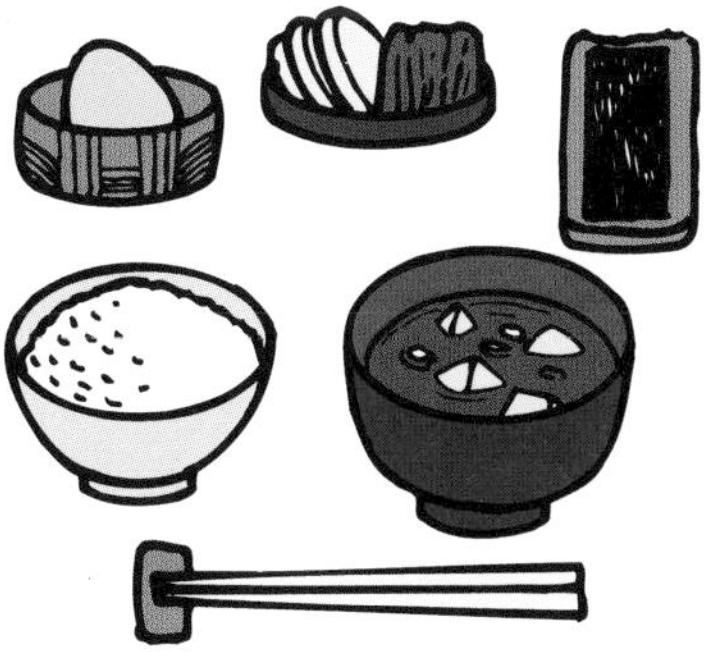

すい性糖尿病

他の糖尿病と同じ合併症が起こる

血管障害に起因する合併症、重症の低血糖などがある。

1型、2型糖尿病で、血糖値が高い状態が続くと、最初に細い血管がダメージを受け、①網膜《もうまく》症、②腎症、③神経障害など小血管障害が起こります。この3つを糖尿病の「3大合併症」と呼びます。

また太い血管が障害されると脳梗塞、心筋梗塞、閉塞性動脈硬化症などの大血管障害が起こります。

他にも感染症にかかりやすい、かかると重症化しやすい、ちょっとした傷でも化膿しやすく治りにくいといった傾向があります。

すい性糖尿病も他の糖尿病と同じようにこうした合併症が起こります。

さらに血糖値が異常に下がる低血糖になる頻度も高く、注意が必要です。

そのため最重要課題は合併症の早期発見・治療とともに、低血糖の予防を考慮した血糖コントロールです。

すい性糖尿病と診断されたら、定期通院による診察・検査はもちろん、「前よりも視力が低下した気がする」「手足がしびれる」など、気になることがあればすみやかに主治医に相談しましょう。

すい性糖尿病の主な合併症

細い血管に起こる小血管障害

糖分の高い血液が循環するため、目や腎臓などの細い血管がダメージを受けやすい。以下の３つは３大合併症と呼ばれる。

網膜症

網膜の血管に障害が起こり、視力低下や失明の危険も。

腎症

腎臓の血管に障害が起こり、腎機能が低下。老廃物が体内にたまることで尿毒症を起こし、人工透析になることもある。

神経障害

手足の先のしびれや痛み、感覚がなくなるなど、主に末梢の神経に障害が起こる。

太い血管に起こる大血管障害

高血糖により動脈硬化が進むと、心臓から全身に酸素や栄養素を送る太い動脈も障害される。

脳梗塞

脳の動脈が閉塞し、血液が滞り脳の一部が壊死する。呂律《ろれつ》が回らない、半身のマヒが起こるなど。

心筋梗塞

心臓を構成する心筋に血液を送る冠動脈が閉塞し、血液が届かず酸素不足になり、心筋が壊死する。

閉塞性動脈硬化症

足の動脈硬化が進んで足先への血流が低下し、足先の冷えやしびれ、ふくらはぎの痛みなどが生じる。

自己免疫性すい炎

免疫系の異常が関連する特殊なすい炎

1995年に提唱された、比較的新しい病気。

免疫とは、体内に侵入したウイルスなどの外敵を攻撃して体を守る防御システムのこと。自己免疫疾患とは、何かしらの原因で防御システムが誤作動を起こし、自分自身の細胞や組織を攻撃するために異常をきたす疾患の総称です。自己免疫性すい炎では、自己免疫反応の異常によりすい臓が腫れてすい管が細くなったり、胆汁が流れる胆管が詰まるため体が黄色くなる黄疸が見られたりします。

60代以降の男性に多く、軽い腹痛、全身倦怠感、黄疸、口渇感などの症状をきっかけとして発見されることが多い反面、自覚症状が全くない場合もあります。

この病気は、白血球の一種の形質細胞から産生、分泌されるＩｇＧ４という抗体と関連のある「ＩｇＧ４関連疾患」の一つとされ、すい臓の他に唾液腺《だえき》、肺や腎臓などにも病変が生じることがあります。血液検査では血清ＩｇＧ４が高値を示すことが特徴です。ＣＴや腹部超音波検査では、すい臓全体あるいは一部分が腫れて写り、特に後者の場合はすい臓がんとの区別が問題になります。

自己免疫性すい炎の特徴

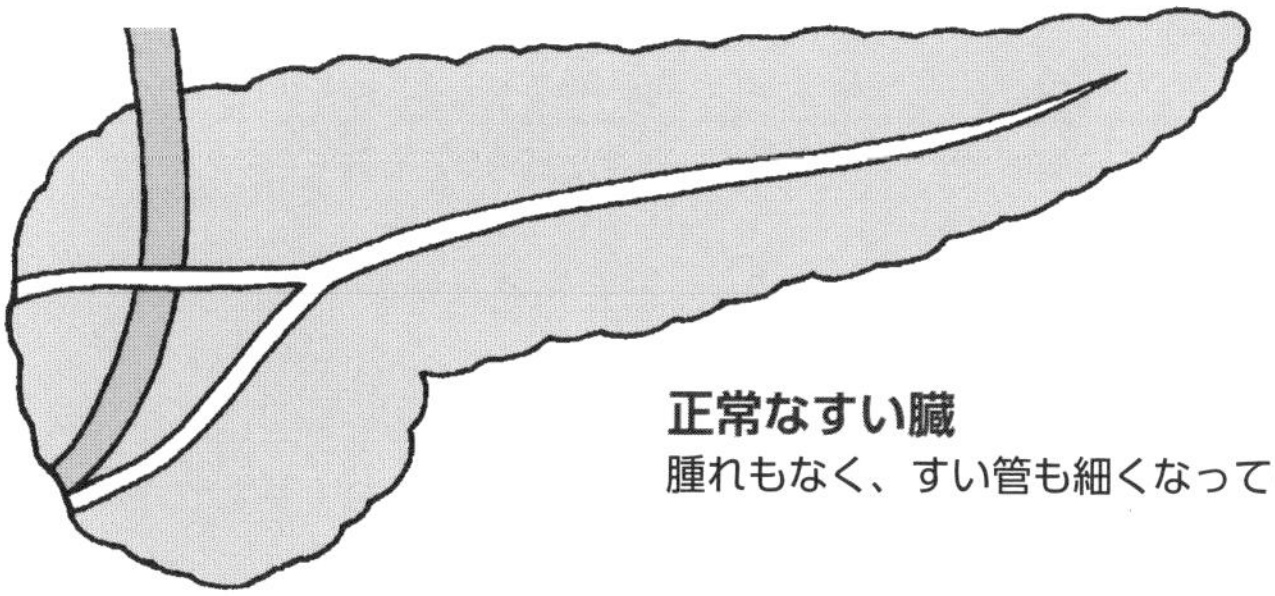

正常なすい臓
腫れもなく、すい管も細くなっていない。

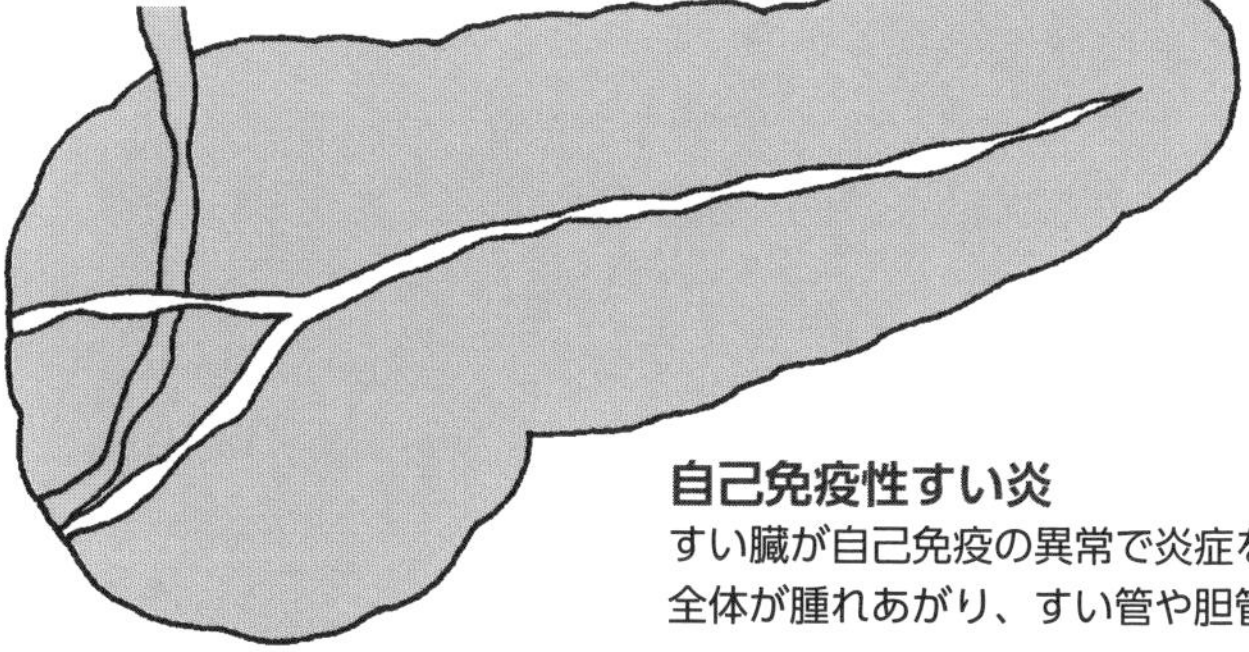

自己免疫性すい炎
すい臓が自己免疫の異常で炎症を起こしすい臓全体が腫れあがり、すい管や胆管が圧迫される。

主な症状
黄疸、体重減少、糖尿病の発症、倦怠感、下痢など

診断方法

血液検査
血清IgG4（免疫グロブリン G4）が 135 ㎎ /dL 以上の場合、自己免疫性すい炎が疑われる。

画像検査
CT 検査や腹部超音波検査（エコー検査）などで、すい臓の腫れを確認する。

組織検査
すい臓がんもすい臓が腫れるため、すい臓の組織を生検で採取して調べる。超音波内視鏡下穿刺吸引法（EUS-FNA）という方法が用いられる。

Column

すい臓と五臓六腑

伝統的な東洋医学に「五臓六腑」という考え方があります。日本語でも、飲んだり食べたりしたものが体全体に染みていくほどおいしく感じる場合に「五臓六腑に染み渡る」と言います。「五臓」とは肝臓、心臓、脾臓、肺臓、腎臓のことで、「六腑」とは胆、小腸、胃、大腸、膀胱、三焦《さんしょう》のことを指します。

すい臓にも臓の字がついていますが、「五臓」には含まれていません。目立たない臓器なので、昔の人には認識されにくかったのでしょう。ちなみに三焦は実在する臓器ではなく、水分や気血の通り道と考えられていたようです。

すい臓は漢字で「膵臓」と書きます。「膵」という漢字は中国から伝わったものではなく、日本人が造字したものです。肉を表すにくづき『月』と、集まるという意味合いの『萃』が組み合わされたもので、宇田川玄真という江戸時代後期の蘭方医が 1805 年に書いた和《わ》蘭内景《らんないけい》医《い》範提綱《はんていこう》という本ではじめて使った文字と言われています。人体を深く追究しようとした先人の苦労がしのばれます。

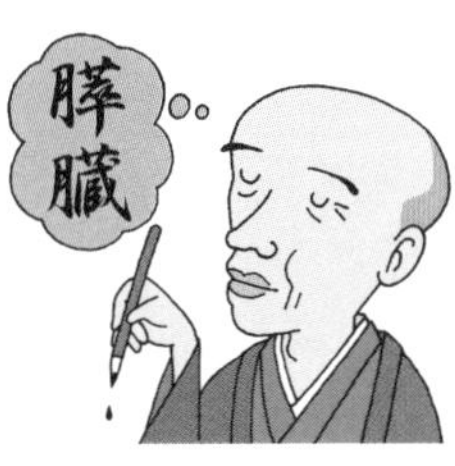

第4章

すい臓の腫瘍

すい臓がん

特に増えているがんの一つ

消化器系のがんの中でもすい臓がんは意外と多い。

「すい臓がん」は、すい臓にできる悪性腫瘍の代表です。

いろいろながんの中でも特に増えていて、日本では、2000年に2万45人、2019年には4万3865人が新たにすい臓がんにかかり、わずか20年足らずで2倍以上になりました。

なぜすい臓がんがこんなに増えているのか、その理由は、わかっていません。

すい臓がんは、以前は欧米諸国に多い病気でしたが、近年アジア諸国で増加が目立ち、日本は世界の中でもすい臓がんの多いグループに属しています。

患者数の増加とともにすい臓がんで命を落とす人も増え、その数は2000年には1万9094人、2020年には3万7677人と、20年の間に約2倍に増加しました。

部位別がん死亡者数の順位（2021年）では、すい臓がんは男性で第4位、女性で第3位になっています（左ページ）。

私たちが思っているよりも、すい臓がんにかかる人は多いと考えてよいでしょう。

すい臓がんの年次推移

すい臓がんにかかった人・亡くなった人の推移を表したグラフ。

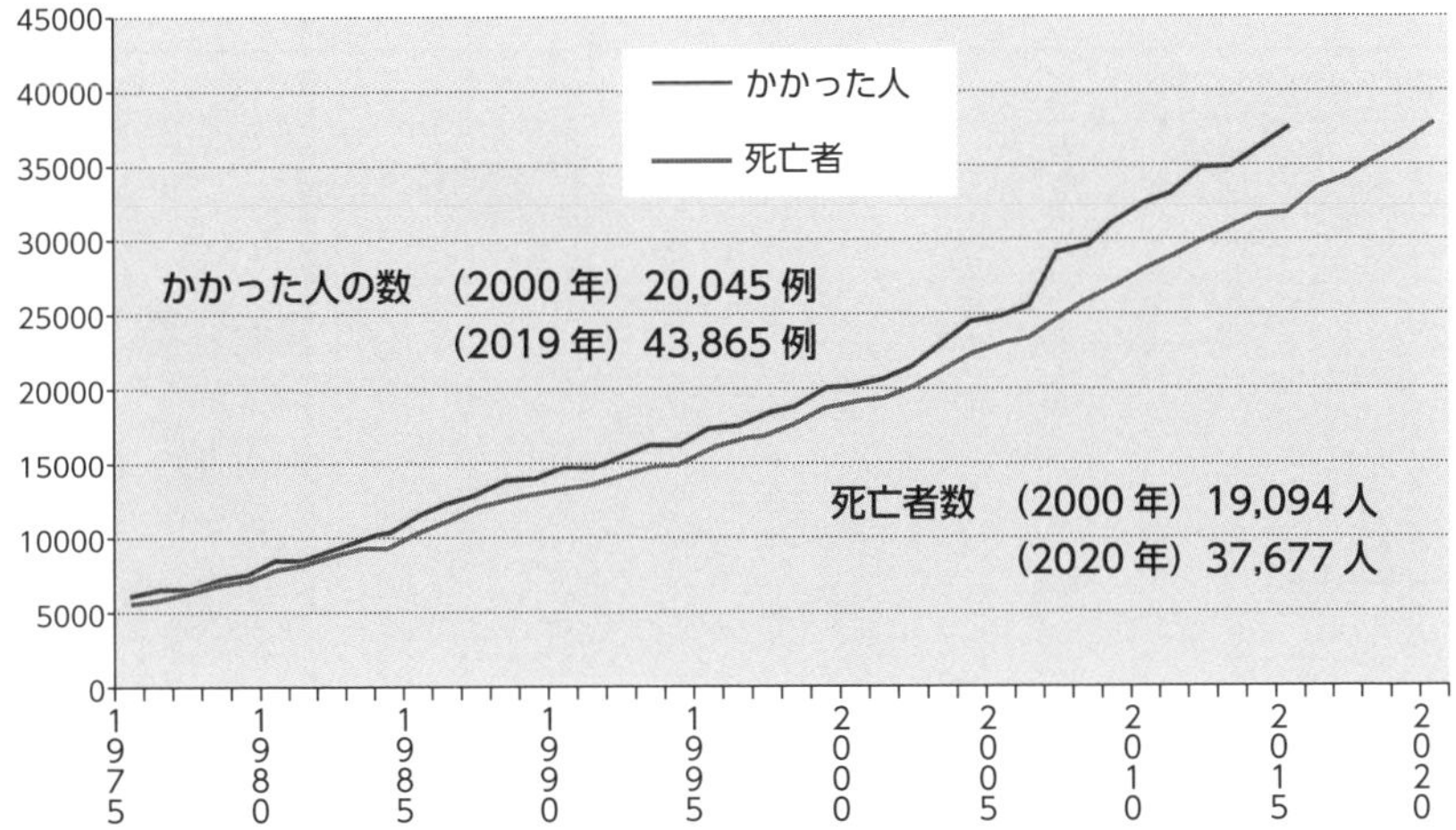

「国立がん研究センター がん対策情報センター」の資料をもとに作成。

すい臓がんにかかる人、命を落とす人ともに、約20年で約2倍に増加

部位別がん死亡数の順位（2021年）

男性		女性	
1	肺	1	大腸
2	大腸	2	肺
3	胃	3	すい臓
4	すい臓	4	乳房
5	肝臓	5	胃

がんの部位別に死亡者数を見ると、すい臓がんは男性も女性も5本の指に入っている。

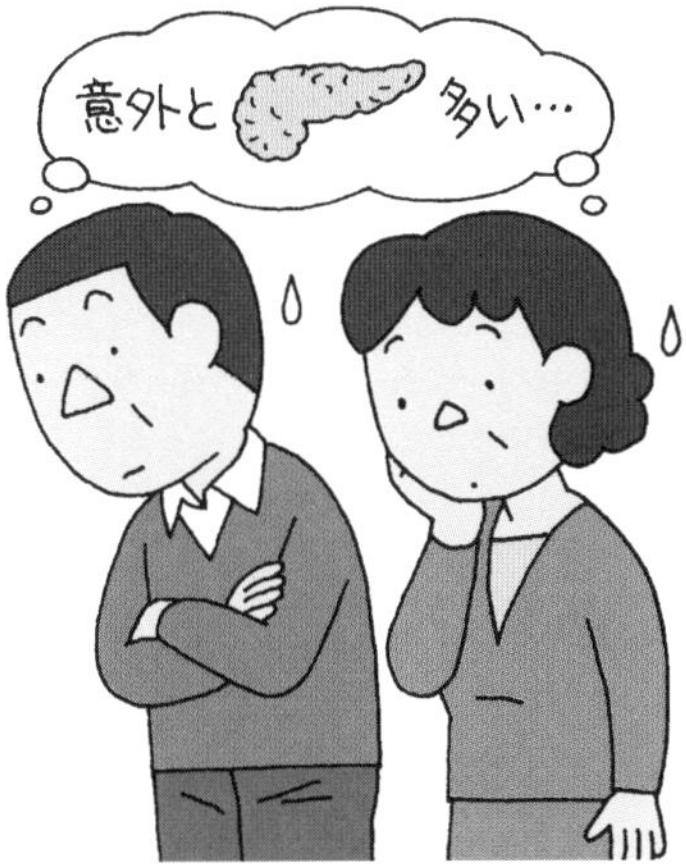

出典：国立がん研究センター　がん情報サービス「がん統計」（厚生労働省人口動態統計）

すい臓がん

危険因子は喫煙、飲酒、糖尿病など

生活習慣、持病、すい炎やのう胞、家族歴などがすい臓がんのリスクに。

すい臓がんの危険因子（病気の発生や進行に関わる要因）には、家族歴、遺伝要因（遺伝性すいがん症候群など）、嗜好、生活習慣病、すい臓がん以外のすい臓の病気、などが知られています。

これらの中で、比較的頻度と危険度の高いものはすい臓の病気です。慢性すい炎（64ページ）がある場合、すい臓がんの発生リスクは13・3〜16・2倍と高いことが報告されています。また、すい管内乳頭粘液性腫瘍（112ページ）は、それ自体ががん化することがあるだけでなく、非腫瘍部のすい臓にすい臓がんが発生するリスクが通常より高くなります。

すい臓がんの患者さんの5〜10％では、第一度近親者（親、きょうだい、子）にすい臓がんの家族歴を有します。こうした場合を「家族性すいがん」といいます。

家族性すいがん家系において第一度近親者にすい臓がんの方が2人いる場合には、次のすい臓がんの発生リスクは6.4倍になります。

喫煙、大量飲酒、糖尿病、肥満なども危険因子として知られています。

すい臓がんの危険因子と発症リスク

以下の危険因子のある人とそうでない人を比較した発症リスクの倍率。

喫煙

タバコを吸う人

約 1.7 ～ 1.8 倍

糖尿病

約 1.7 ～ 1.9 倍

ただし、糖尿病発症後 1 年未満は 5.4 倍、2 年以降は 1.5 ～ 1.6 倍と徐々に低下傾向を示す。

慢性すい炎

慢性すい炎のある人

約 13.3 ～ 16.2 倍

家族歴

家族性すいがん家系の場合、第一度近親者(親、きょうだい、子)のすい臓がん患者

1 人で 4.5 倍

2 人で 6.4 倍

3 人以上で 32 倍

飲酒

アルコール摂取量
24 ～ 50g ／日
(日本酒なら約 1 ～ 2 合)

約 1.1 ～ 1.3 倍

肥満

BMI※30以上

男性 **1.4 倍**

女性 **1.3 倍**

すい管内乳頭粘液性腫瘍

分枝型から浸潤がんを発生する頻度

年率：0.2 ～ 3.0%

非腫瘍部にすい臓がんが発生する頻度

年率：0 ～ 1.1%

※ BMI（Body mass index）…体重と身長から算出される肥満度を表す体格指数。18.5 ～ 25 が標準体重、25 ～ 30 未満が肥満度 1 、30 ～ 35 未満が肥満度 2 、35 ～ 40 未満が肥満度 3、40 以上が肥満度 4 。

「膵癌診療ガイドライン（2022 年版）」、38 ～ 40ページを引用、改編。

すい臓がん

初期には症状はほとんど見られない

初期のすい臓がんに、自覚症状はまずありません。すい臓がんのためのがん検診もないため、すい臓がんが初期に見つかることは残念ながらほとんどないのが実情です。

まれに比較的初期のすい臓がんが見つかるのは「人間ドックや別の病気のために腹部超音波検査やCT検査を受けたら、偶然すい臓の異常がチェックされた」などの場合です。

すい臓がんが一定進行すると、腹痛、背部痛、黄疸、体重減少などの症状が表れてきます。しかしこれらの症状はすい臓がんに限ったものではないので、詳しい検査が必要になります。

また自覚症状はなくても、糖尿病には注意が必要です。

偶然受けた画像検査、糖尿病の発症や悪化を機に見つかることも。

「今まで糖尿病と言われたことはなかったのに、急に血糖値が上がり糖尿病と診断された」「これまでも糖尿病で血糖値は安定していたが、最近血糖値が高くなってきた」など、急な糖尿病の発症や悪化は、すい臓がんが原因になっている場合があります。

初期のすい臓がんに自覚症状はない

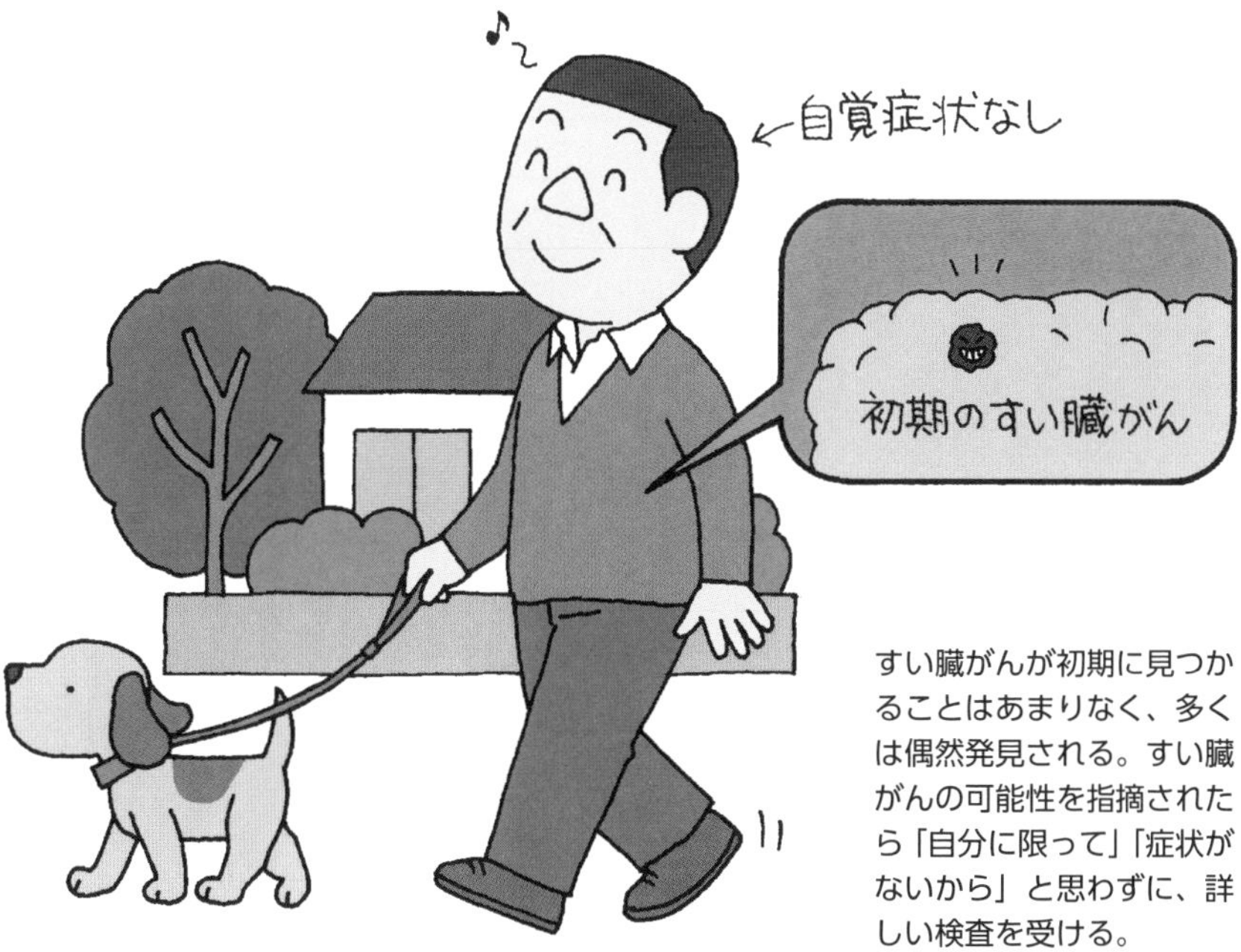

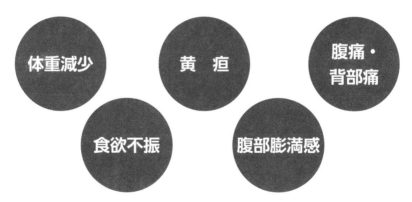

すい臓がんが初期に見つかることはあまりなく、多くは偶然発見される。すい臓がんの可能性を指摘されたら「自分に限って」「症状がないから」と思わずに、詳しい検査を受ける。

ある程度進行すると…

- 体重減少
- 黄　疸
- 腹痛・背部痛
- 食欲不振
- 腹部膨満感

気になる症状があれば、必ず消化器科を受診して相談を。その際に大量飲酒、喫煙などの生活習慣や慢性すい炎の既往、近い親族にすい臓がんにかかった人がいれば伝える。

すい臓がん

すい臓がんを診断するための検査

様々な検査を順に行い、確定診断につなげる。

すい臓がんが少しでも疑われると、通常はまず「腫瘍マーカー」を含む血液検査（26、28ページ）と「腹部超音波検査」（30ページ）が行われます。

これらは、体に負担をかけず簡単に行うことができる検査です。

これらの検査ですい臓がんの疑いが一層強くなると「造影CT検査」「造影MRI検査」「MRCP（MR胆管すい管撮影）検査」（32ページ）などで詳しく調べます。

腫瘍マーカーの値が高く、造影CT検査などで典型的な所見が得られれば、この段階で概ねすい臓がんと診断されます。

しかし、診断が難しいすい臓がんは決して少なくありません。さらに詳しく調べる必要がある場合や、病理検査（生検による組織診やすい液の細胞診など）でがん細胞を確認する必要がある場合には、「超音波内視鏡検査」（34ページ）や「内視鏡的逆行性胆管すい管造影」（36ページ）を行います。

これらの検査では内視鏡を飲む必要はありますが、病理検査に必要な検体を採取できる利点があります。

すい臓がんの診断までのステップ

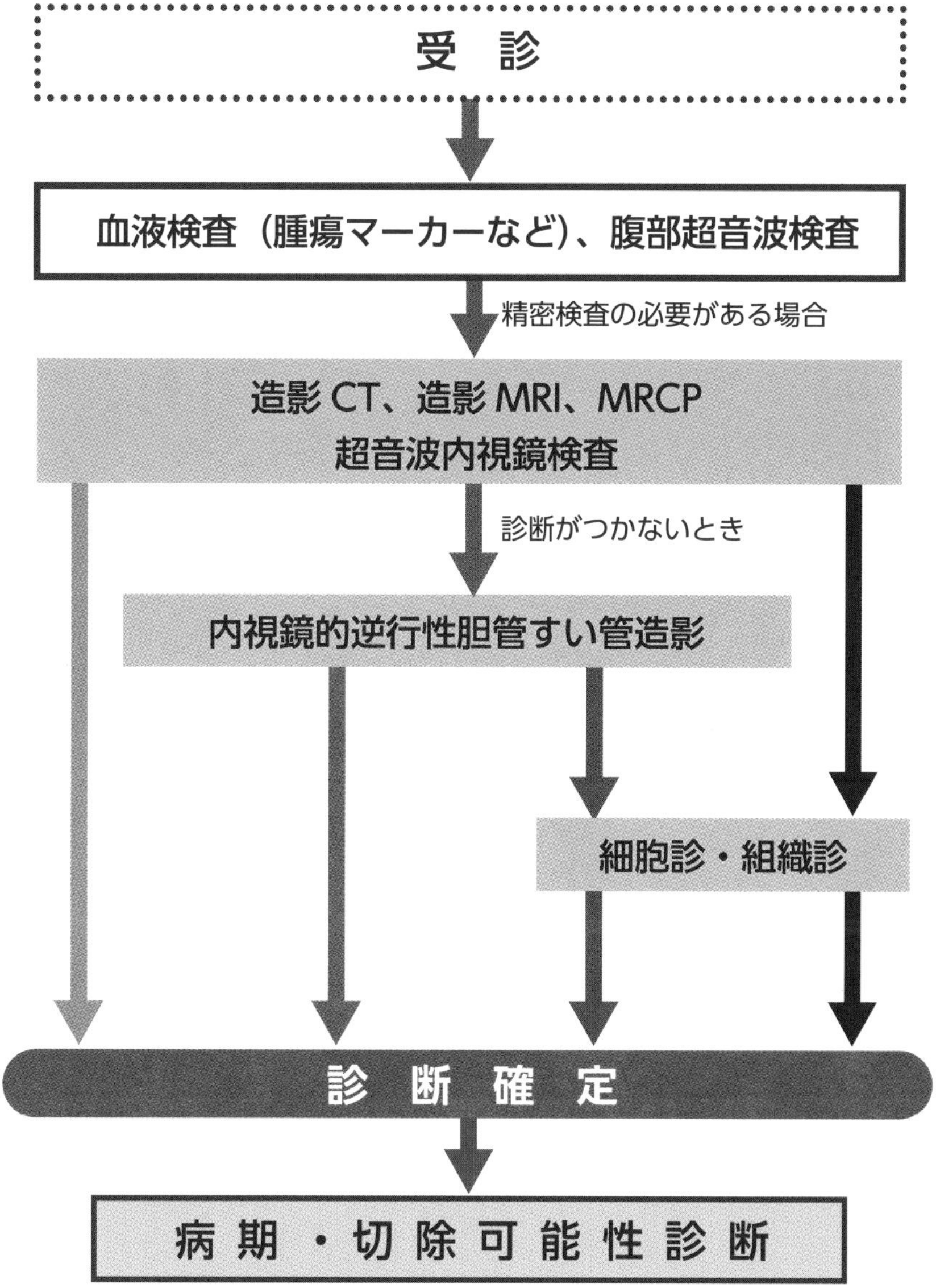

がんの病期と切除可能性 (94 ページ) について診断。

すい臓がん

すい臓がんの切除可能性の診断

切除可能性の診断は、治療方針を正しく決めるために大切。

すい臓がんであることが確定すると、次に切除可能性分類の①～③のどの段階に相当するかを診断します。

これは、主に造影CTの所見、具体的には(1)遠隔転移（肝転移など、すい臓以外の臓器への転移）の有無、(2)門脈や主要な動脈（腹腔動脈、上腸間膜動脈、総肝動脈など）へのがんの広がりの有無とその程度に基づいて判断します。

切除可能性分類の診断は、その後の治療方針を正しく決めるために大切なステップです。

---

①切除可能　がんがすい臓内にとどまるか、すい臓の外に広がっていてもすい臓のごく近くにとどまっている状態。

②切除可能境界　がんが門脈や主要な動脈に一定の範囲内で広がった状態。

③切除不能　「局所進行切除不能」（遠隔転移はないが、がんが門脈や主要な動脈に高度に広がった状態）と「遠隔転移を伴う切除不能」のいずれかの状態を指す（詳しくは109ページ）。

切除可能と切除可能境界すい臓がん

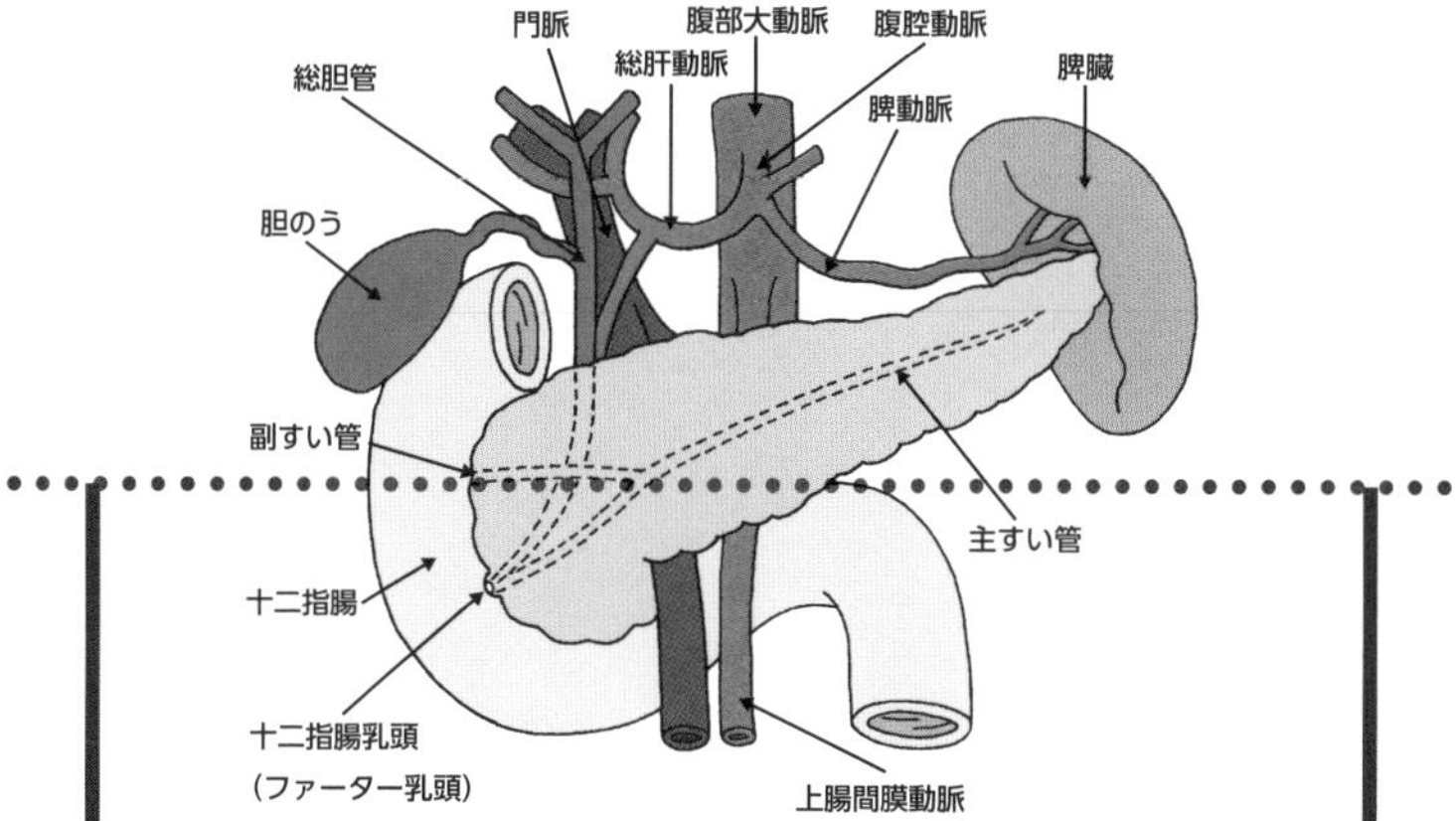

すい臓とその周囲の横断面

切除可能の一例

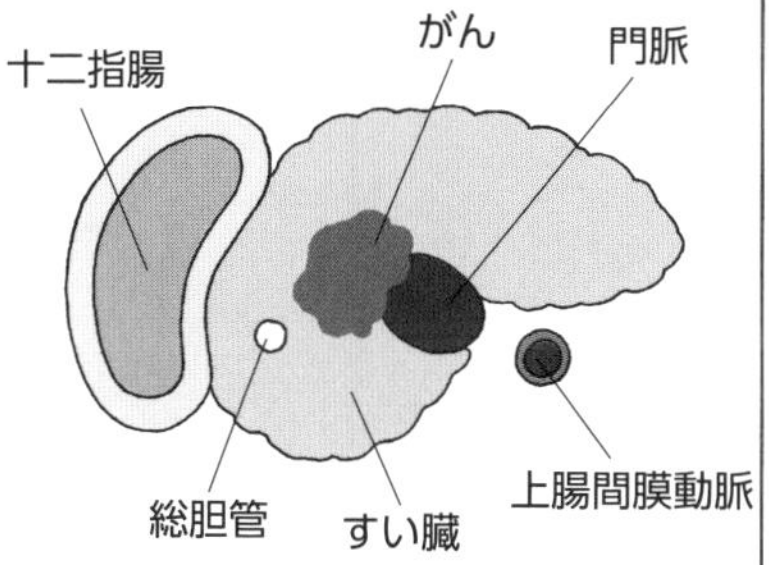

すい臓がんが門脈に
180°未満で接している。

切除可能境界の一例

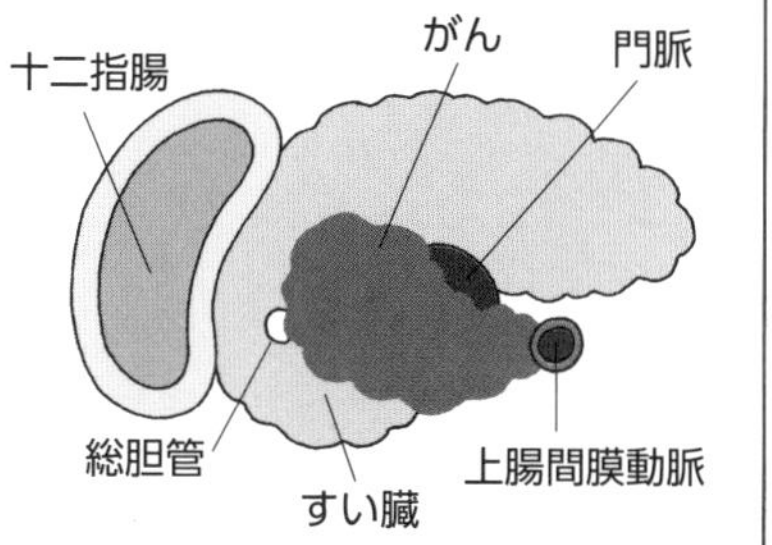

すい臓がんが門脈に180°以上接するとともに、上腸間膜動脈に180°未満で接している。

切除可能

- 遠隔転移がない
- がんが門脈や主要な動脈（腹腔動脈、総肝動脈、上腸間膜動脈）に接触していない。もしくは横断面では門脈に180°未満で接触している。

切除可能境界

- 遠隔転移がない
- がんが主要な動脈（腹腔動脈、総肝動脈、上腸間膜動脈）に接触していないが、門脈に180°接触している。もしくは主要な動脈のうち、腹腔動脈あるいは上腸間膜動脈に180°未満で接触している、など。

すい臓がん

治療に踏み出す

格段に進歩した すい臓がんの治療を 受けることを考えて。

すい臓がんは「予後不良」のイメージが強い病気です。

しかし、近年、抗がん剤の選択肢が増え、手術と組み合わせた治療方法の研究や工夫も進み、すい臓がんは治らないがんから治るがんへと変わりつつあります。（現在のすい臓がんの先端医療については、次項から詳しく解説）。

しかも皆保険制度のない国では高額になる化学療法（抗がん剤治療）や手術も、保険診療で受けられる日本ではより治療が受けやすく、その分、すい臓がんを克服できる可能性が高いと考えられます。

もし、今かかっている医療機関で、あなたや家族にすい臓がんの可能性を指摘されたら、あわてることなく、まず医師の説明をよく聞きましょう。

その上で必要であれば、大学病院やがんセンターなど、すい臓がんを専門的に治療できる医療機関に紹介状を書いてもらい受診しましょう。ネットの情報に振りまわされないことも大切です。

そこから次の治療のステップが見えてくるはずです。

すい臓がんは治らないがんから治るがんに変わりつつある

切除可能	切除可能境界	切除不能
術前補助化学療法 ＋ 手術 ＋ 術後補助化学療法	化学療法（抗がん剤治療）、化学放射線療法で切除を目指す	化学療法 （抗がん剤治療） または 化学放射線療法 がんゲノム医療

治療成績は上がっている

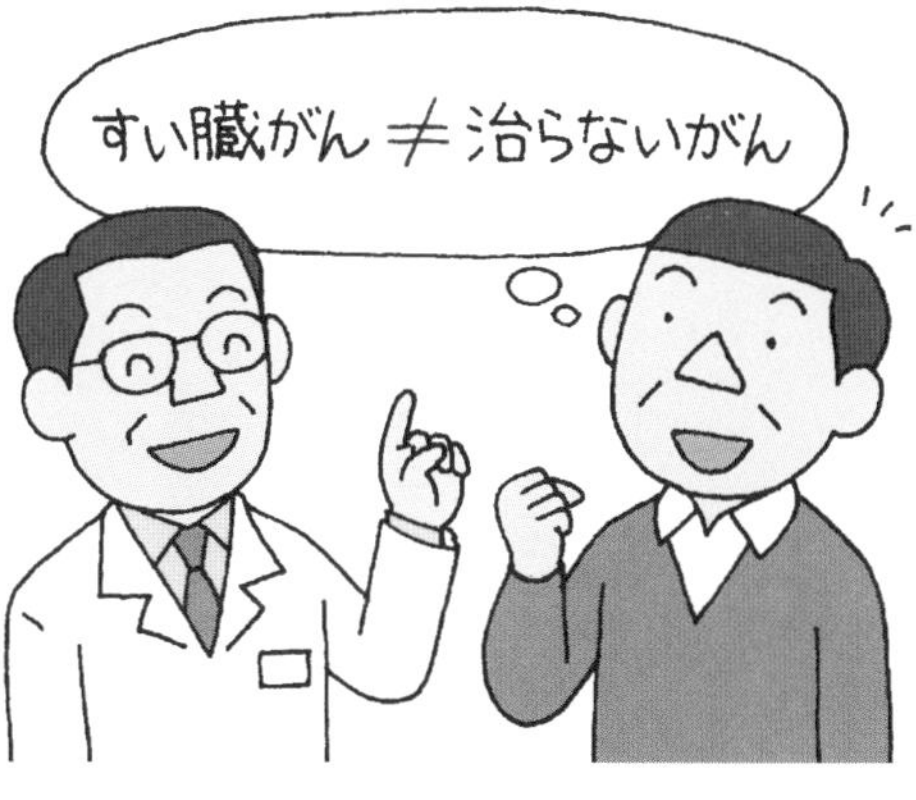
すい臓がん≠治らないがん

すい臓がん治療のポイント

❶ 落ち着いて担当医の説明をよく聞く

❷ 必要があればすい臓がんの専門的治療が受けられる高度医療機関につなげてもらう

❸ ネット情報にまどわされない

すい臓がん
切除可能

手術の方法は大きく二通り

「すい頭十二指腸切除術」「すい体尾部切除術」の二つがある。

切除可能な場合、手術の方法は大きく分けて二つあり、一つは「すい頭十二指腸切除術」。これはすい臓の頭部にがんがある場合で、すい臓の頭部とともに胃の出口から十二指腸、小腸の一部、胆管と胆のうをひとかたまりに切除し、各臓器の切り口と空腸《くうちょう》をつないで再建します。また、がんが門脈(すい臓の裏側を通り肝臓につながる太い血管)まで広がっている場合、門脈も切除してつなぎ直す「門脈合併切除」が必要になることもあります。すい頭十二指腸切除術は消化器外科の中では難易度の高い手術の代表で、6~8時間の長時間を要します。

もう一つは「すい体尾部切除術」。これは、がんがすい体部や尾部にある場合で、すい臓の左側を脾臓とともに切除します。この手術には再建がないため、手術時間は3~4時間程度と、すい頭十二指腸切除術よりは短時間で済みます。これら二つの手術の他に、がんがすい臓の広い範囲に広がっている場合、「すい全摘術」が必要になることがありますが、その頻度はまれです。

すい臓がんの手術

すい頭十二指腸切除術

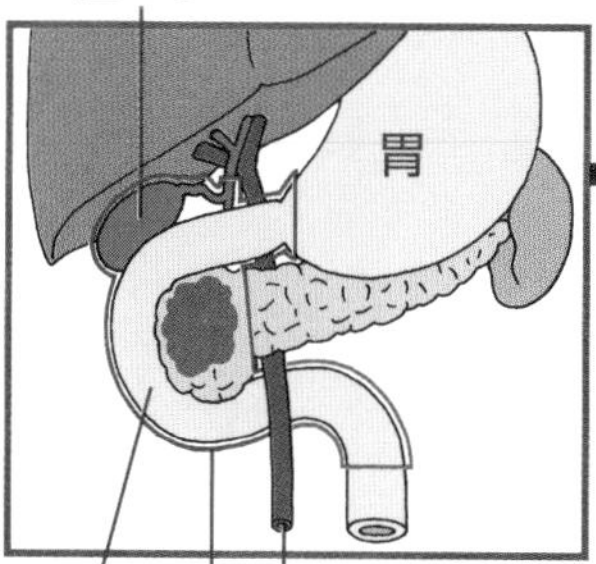

すい頭部、十二指腸、胆管・胆のうなどを一括して切除

切り口は胆管、すい臓、胃、空腸（小腸の一部）の4カ所となり、空腸を使って3カ所つなぎ合わせて再建する。

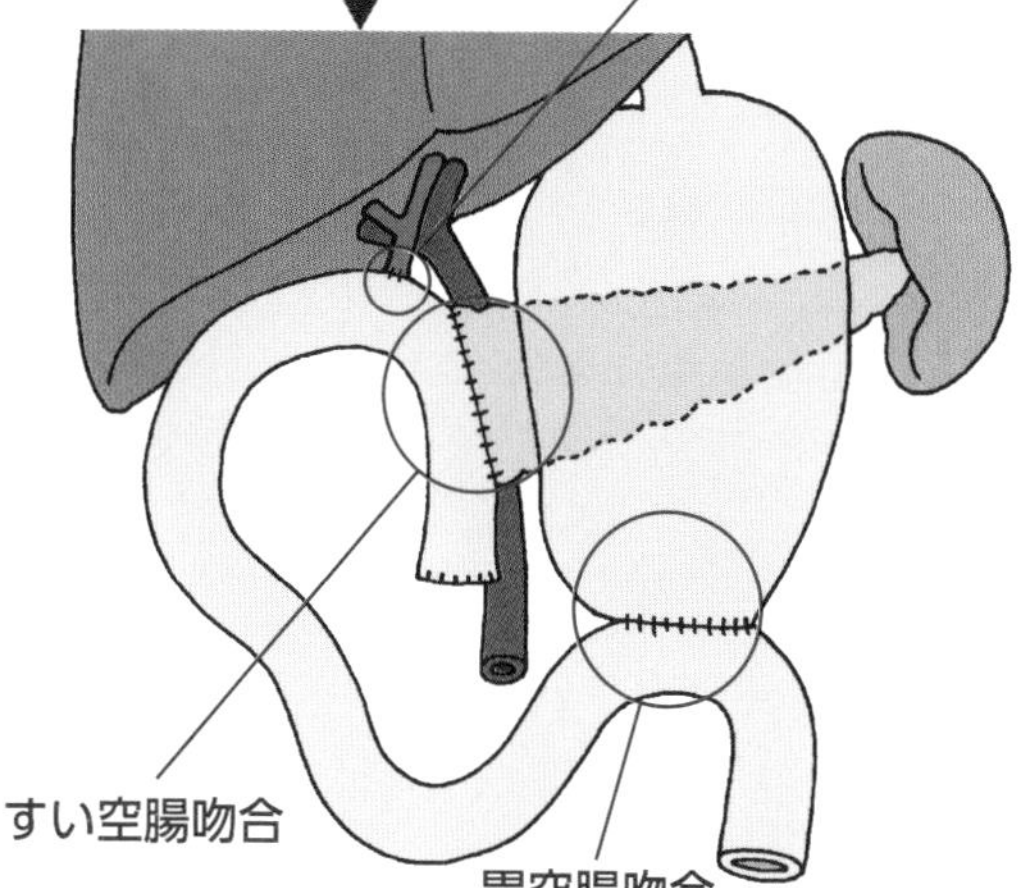

胃や小腸の一部も含めて大きく切除する。しばしば門脈を切ってつなぎ直す「門脈合併切除」を行うこともあり、難易度も高く、手術は6～8時間にも及ぶ。

すい体尾部切除術

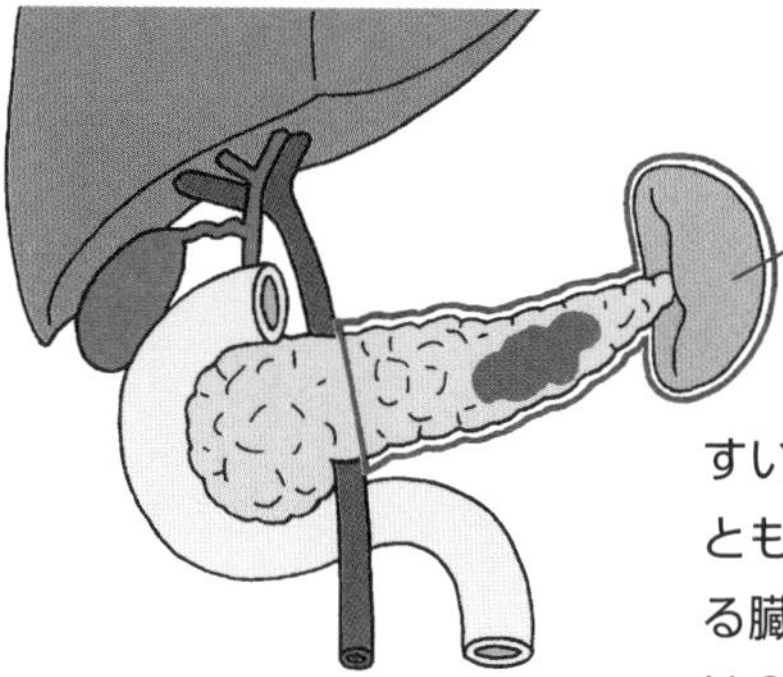

すい体部と尾部を脾臓とともに切除する。再建する臓器はなく、手術時間は3～4時間。

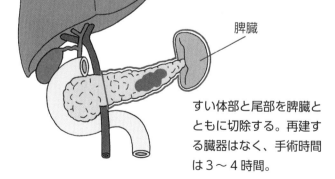

すい臓がん
切除可能

手術と化学療法の組み合わせが有効

手術単独から、手術＋補助化学療法へ。

切除可能状態のすい臓がんの治療の大前提は、がんを残さず手術で取ってしまうこと。ところが手術だけでは切除後の再発率は高く、5年生存率は10％前後という厳しいものでした。しかし近年、手術の前後に「ゲムシタビン塩酸塩」（GEM）や「S－1」という抗がん剤を使った補助化学療法（手術後の再発を予防するための抗がん剤治療）が行われるようになってから、明るい兆しが見えてきました。

手術に抗がん剤を組み合わせることの有効性を証明した最初の臨床試験（CONKO－001）の結果は、2007年にドイツから発表されました。手術後半年間、GEMを投与したグループと手術だけを行ったグループの5年生存率を比較すると、約2倍の差が出ることが明らかになりました。

さらにその後、日本から発表された臨床試験（JASPAC 01）では、手術後半年間GEMを投与したグループとS－1を投与したグループの生存率を比較したところ、S－1のほうがGEMよりもはるかに高い有効性が示されました。

手術＋補助化学療法の移り変わり

CONKO-001

2007年ドイツから発表された臨床試験。手術のみで治療したグループと、手術後半年間、再発予防としてゲムシタビン塩酸塩を投与したグループとの生存率の比較。

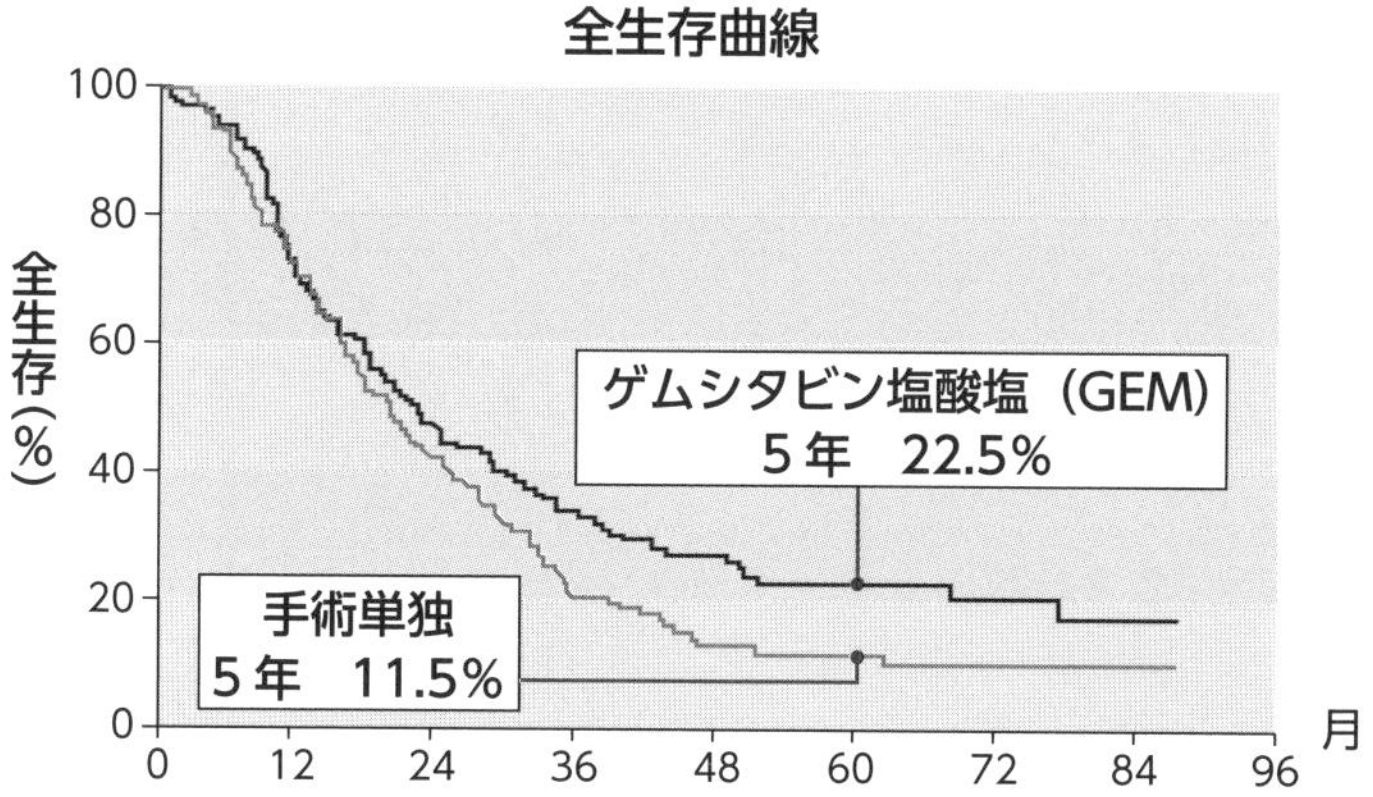

出典：Oettle H,et al. JAMA 2007:297:267-77.

JASPAC 01

静岡県立静岡がんセンターが中心となり行った研究で、2016年に発表。手術後半年間、ゲムシタビン塩酸塩を投与したグループと、S-1を投与したグループの生存率の比較。

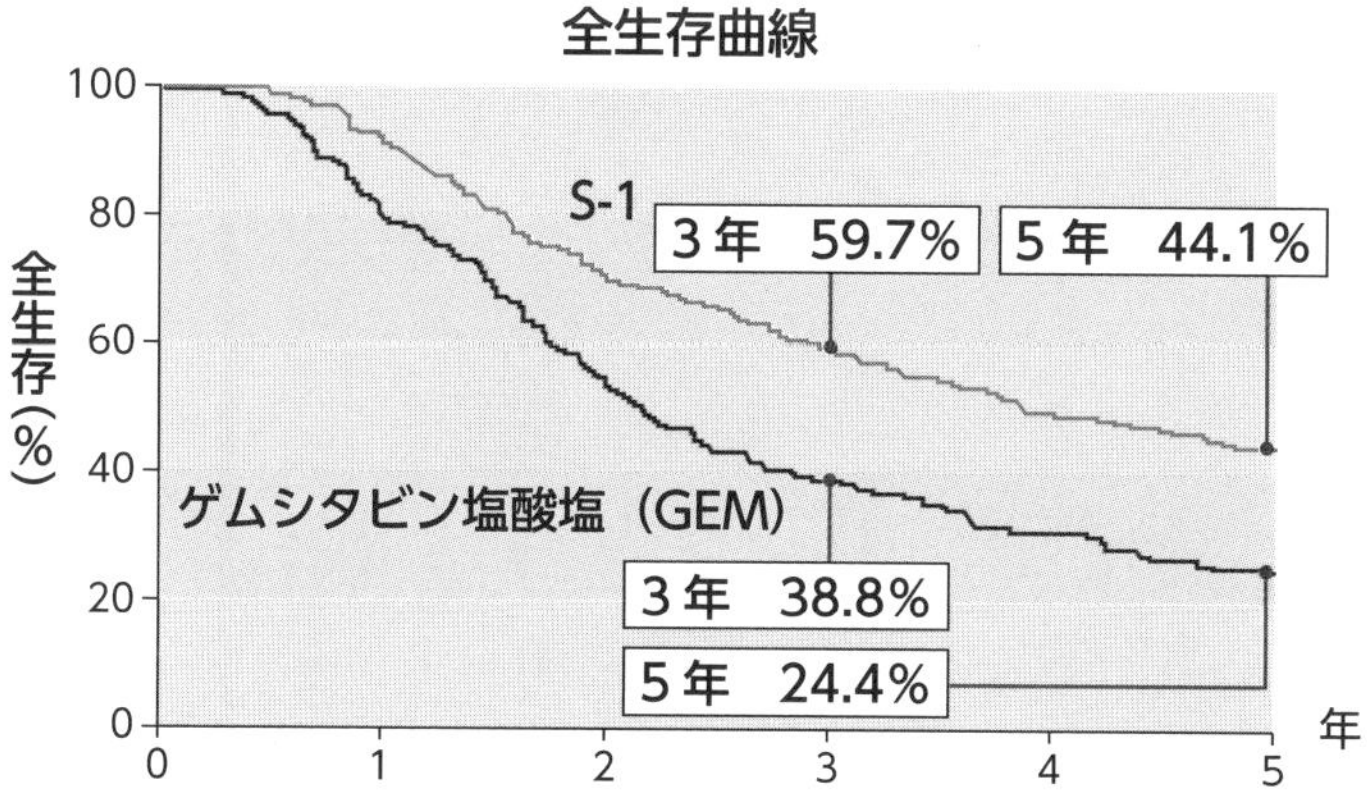

出典：Uesaka K,et al. Lancet 2016,388:248-57.

すい臓がん
切除可能

手術前後の化学療法が推奨される

手術前後の抗がん剤治療で生存率が上昇。

切除可能状態のすい臓がんの治療において、今最も推奨されているのが、手術の前後に抗がん剤を投与する治療法です。国内で行われた臨床試験（Prep－02／JSAP－05）によると、術前にゲムシタビン塩酸塩（GEM）とS－1、術後にS－1を投与した場合の2年生存率は63・7％。一方、術前には抗がん剤を投与せず、手術後にS－1を投与した場合は52・5％と、術前・術後に抗がん剤を投与したほうが生存率が良好でした。

以上から切除可能状態のすい臓がんに対して勧められる治療の流れと期間は、手術前の6週間、GEMとS－1を投与して、あらかじめがんを弱らせてから手術を実施。手術後は約6カ月間、S－1を服用します。S－1によって、下痢など副作用が強い場合は、第2選択としてGEMを用います。

術前の抗がん剤投与から術後の投与が終わるまでの治療期間は、一般的に約10カ月程度になります。現在、こうした術前・術後補助化学療法が最も勧められる治療法になっています。

術前・術後補助化学療法の成績

Prep-02 ／ JSAP-05 試験

国内で行われた臨床試験で、2019 年に学会発表。手術前後に補助化学療法を実施したグループと、手術後のみに補助化学療法を実施したグループを比較。

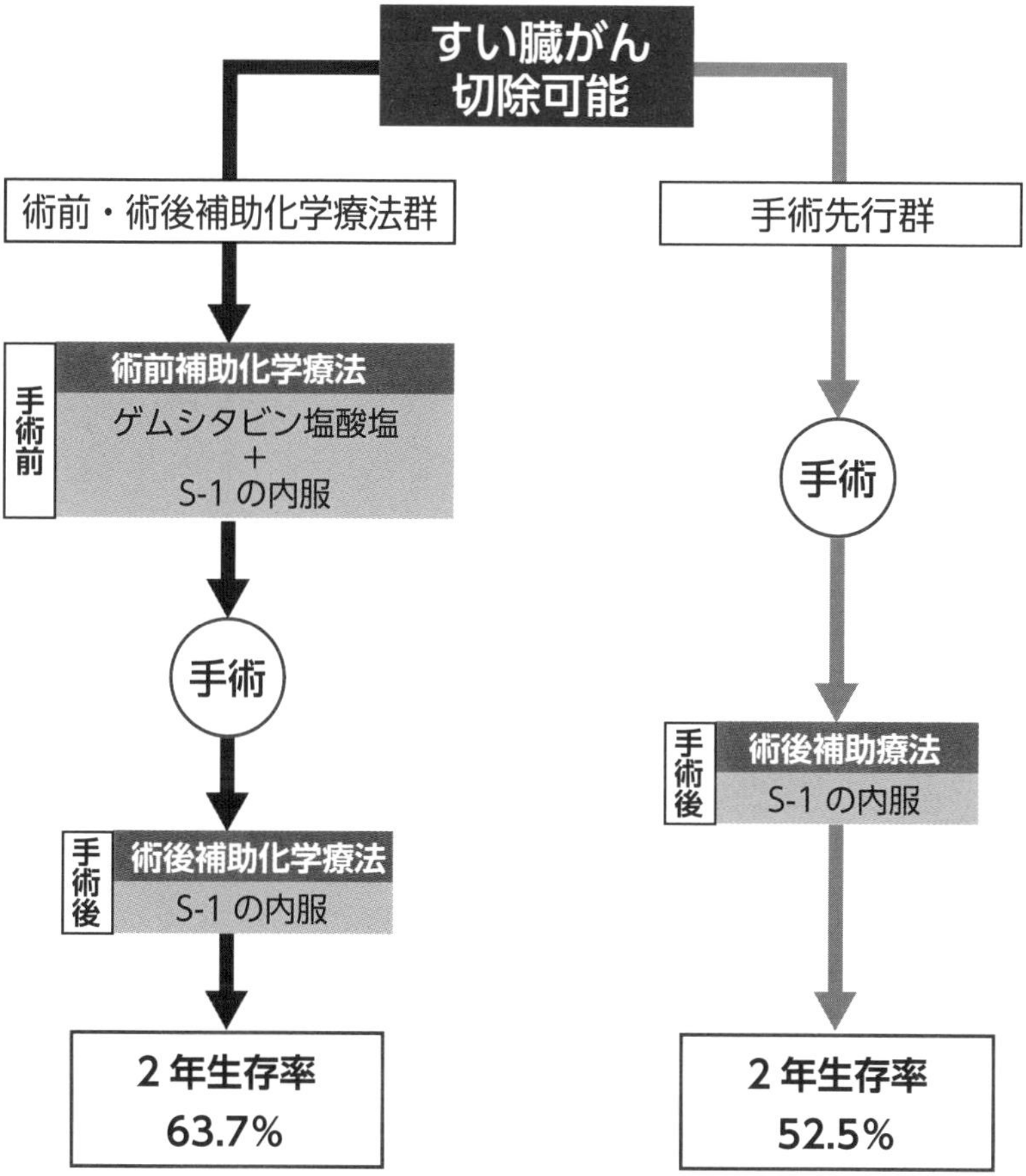

出典：Unno M, et al. J Clin Oncol 2019；37（suppl 4）：abstr 189.

すい臓がん
切除可能

生存率が急速に上昇

わずか15年の間に切除可能状態のすい臓がんの治療は、目覚ましく進歩。

100ページで述べたように、以前すい臓がんは、切除できてもその生存率は10％台と、手術するだけでは予後が大変厳しいがんでした。しかし2007年、手術後にゲムシタビン塩酸塩（GEM）を投与することで、5年生存率が20％台に上昇することがドイツから発表され、また2016年には日本から、手術後にS－1を投与した場合の5年生存率が44・1％に上昇するという結果が発表されました。2019年には、GEM、S－1を投与後に手術し、その後S－1を投与する「術前補助化学療法＋手術＋術後補助化学療法」では、さらに生存率が改善されることが発表されました。

手術の前後に補助化学療法を行った場合の5年生存率は、2023年時点では明らかになっていませんが、すい臓がんの専門家の間では、50％台になるのではないかと期待されています。5年生存率わずか10％台から、15年という短期間で40～50％にまで上昇したがんは他にはなく、切除可能状態のすい臓がんの治療は目覚ましい進歩を遂げているといえます。

切除可能状態のすい臓がんの治療成績の推移

年	標準的な治療	術後5年生存率	
〜2007	**手　術** ※2007年までは手術が唯一の選択肢	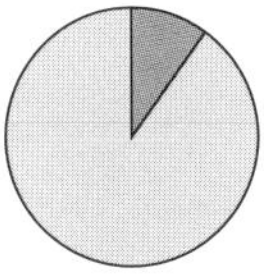	**10%台** (11.5%　CONKO-001)
2007〜2016	**手術＋術後補助化学療法** ゲムシタビン塩酸塩(GEM)	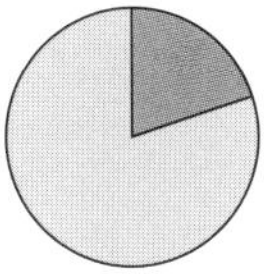	**20%台** (22.5%　CONKO-001) (24.4%　JASPAC 01)
2016〜2019	**手術＋術後補助化学療法** S-1	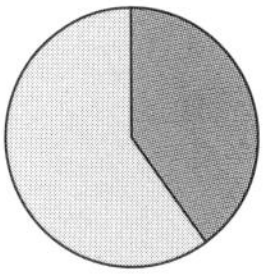	**40%台** (44.1%　JASPAC 01)
2019〜	**手術＋術前・術後補助化学療法** 術前　GEM＋S-1 術後　S-1	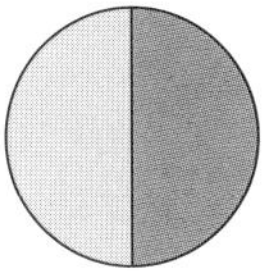	**50%台？** 専門家の間では 50%台になるのではないかと期待されている

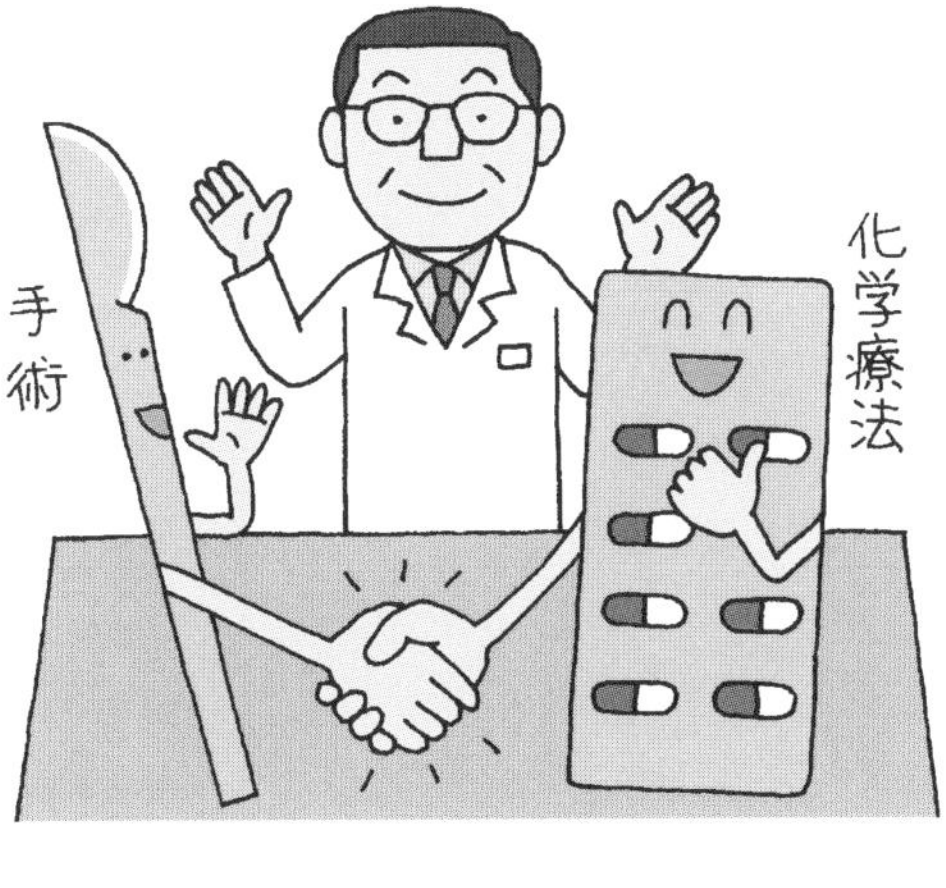

手術と抗がん剤のタッグで、すい臓がんの治療は劇的に進歩している。

すい臓がん
切除可能境界

手術可能にするための治療を先行

化学療法または化学放射線療法で切除を目指す。

切除可能境界のすい臓がんでは、いきなり手術をしても高率にがん細胞が遺残《いざん》し、結果として手術後の生存率が思わしくありません。そのため化学療法（抗がん剤治療）、または放射線治療と化学療法を組み合わせた治療（化学放射線療法）を行うことによって、切除できるようになることを目指します。

実際の治療現場で用いられる化学療法の代表は「フォルフィリノックス（FOLFIRINOX）療法」や「ゲムシタビン塩酸塩＋ナブパクリタキセル療法（GnP療法）」（左ページ）などです。

また化学放射線療法としては、放射線治療と抗がん剤を組み合わせた「S-1併用放射線療法」や「ゲムシタビン塩酸塩併用放射線療法」などが行われます。

ただし切除を目指すためのこれらの治療のうち、化学療法と化学放射線療法のどちらがよいのか、また化学療法に用いる抗がん剤はどれを選んだらよいのかについては、まだ定まっていません。現在いくつかの臨床試験によって研究が進められています。

切除可能境界のすい臓がんに対する主な化学療法、化学放射線療法

化学療法（抗がん剤治療）

フォルフィリノックス（FOLFIRINOX）療法

オキサリプラチン＋イリノテカン塩酸塩＋5-FU（フルオロウラシル）＋ホリナートカルシウムを用いた多剤併用治療法。2 週間ごとに点滴で行われる。

ゲムシタビン塩酸塩＋ナブパクリタキセル療法（GnP 療法）

「週 1 回、点滴を 3 週連続、4 週目が休み」の 4 週間 1 コースを繰り返す。

化学放射線療法

放射線治療とは、腫瘍に放射線を照射してがん細胞を死滅させる治療法。化学放射線療法とは、これに抗がん剤を組み合わせた治療法で、すい臓がんの場合、以下の組み合わせがしばしば選択される。

S - 1＋放射線（S - 1 併用放射線療法）

ゲムシタビン塩酸塩＋放射線（ゲムシタビン塩酸塩併用放射線療法）

↓

どれを選択すればよいかは、現在、臨床研究が進んでいる

すい臓がん
切除不能

治療の基本は化学療法

新規抗がん剤の開発や、がんゲノム医療が進んでいる。

切除不能状態のすい臓がんには、「局所進行切除不能」と「遠隔転移を伴う切除不能」があります（左ページ、94ページ）。切除不能に対する治療の基本は、化学療法（抗がん剤治療）です。切除不能の中でも局所進行切除不能の場合は、放射線治療と化学療法の組み合わせ（化学放射線療法）が行われることもあります。

代表的な化学療法には、「フォルフィリノックス療法」や「ゲムシタビン塩酸塩＋ナブパクリタキセル療法」（ともに107ページ）、「S-1単独療法」「ゲムシタビン塩酸塩単独療法」などがあります。

これらのうちどれを選択するかについては、病気の進行具合だけでなく、患者さんの年齢や体力も考慮して決めます。

最初に行った化学療法が効かなくなった場合の次の化学療法（二次化学療法）の研究も進んでいます。2020年には、リポソーマルイリノテカンが二次化学療法として保険適用※されました。さらに、遺伝子の変異を調べて適切な抗がん剤を選択する「がんゲノム医療」も少しずつ進んでいます（左ページ）。

※保険適用…健康保険による医療費負担が可能になること。

切除不能状態のすい臓がん

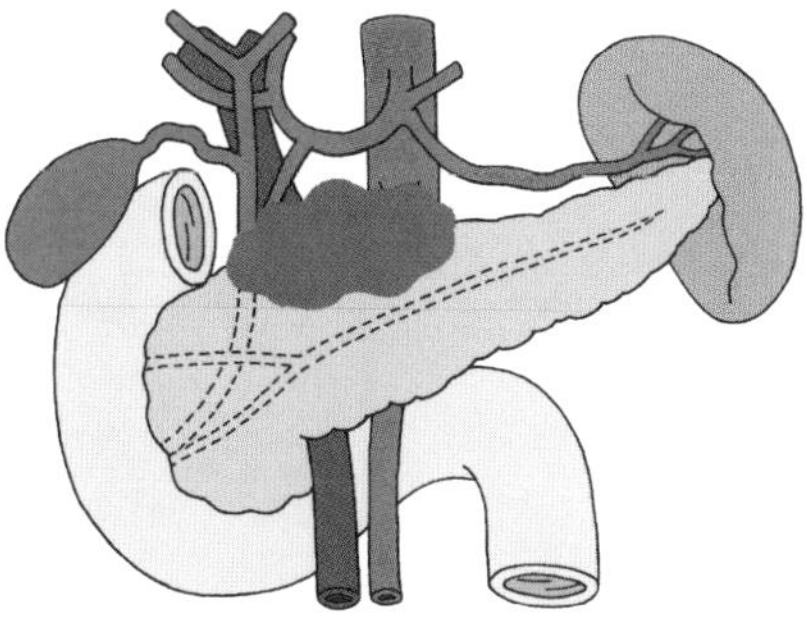

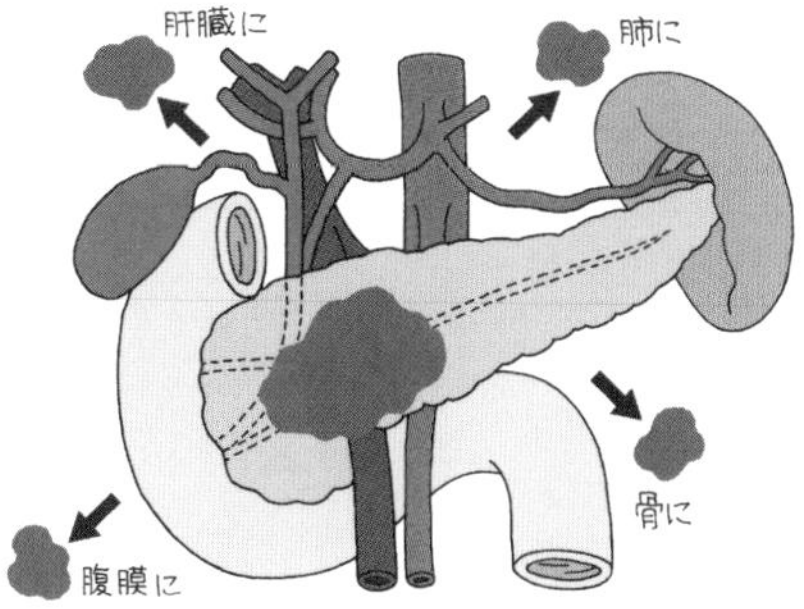

局所進行切除不能
がんが門脈や主要な動脈を高度に巻き込んでいる。

遠隔転移を伴う切除不能
がんが、肺や肝臓などの他の臓器に転移している。

↓

化学療法（抗がん剤治療）

- フォルフィリノックス（FOLFIRINOX）療法
- S-1単独療法
- ゲムシタビン塩酸塩＋ナブパクリタキセル療法
- ゲムシタビン塩酸塩単独療法

がんゲノム医療

「ゲノム」とは、人が持っている遺伝情報のこと。「がんゲノム医療」とは、人によって異なるがんの遺伝子の変化（遺伝子変異）を調べ、その情報に基づいて診断や治療を行うこと。個々の遺伝子変異を一つ一つ調べるのではなく、多くの遺伝子を一度に調べる「がん遺伝子パネル検査」を専門病院で受けることもできる。

代表的な遺伝子の変化と対応する薬物

代表的な遺伝子の変化	対応する薬物
高頻度マイクロサテライト不安定性	ペムブロリズマブ
NTRK融合遺伝子	エヌトレクチニブ
生殖細胞系列BRCA遺伝子変異	オラパリブ

すいのう胞性腫瘍

良性と悪性化するタイプがある

代表的なすいのう胞性腫瘍は4つ。どれも自覚症状が少ない。

「すいのう胞」とは、すい臓の中や周囲にできる水胞のような袋状の病変で、中は液体などで満たされています。のう胞状の形態を示す腫瘍を「すいのう胞性腫瘍」といい、代表的なものとして、

❶「すい管内乳頭粘液性腫瘍《かんないにゅうとうねんえきせいしゅよう》」（IPMN）
❷「粘液性《ねんえきせい》のう胞腫瘍《ほうしゅよう》」（MCN）
❸「漿液性《しょうえきせい》のう胞腫瘍《ほうしゅよう》」（SCN）
❹「充実性《じゅうじつせい》偽《ぎ》乳頭状腫瘍《にゅうとうじょうしゅよう》」（SPN）

などがあります。

❶と❷は粘液を産生し、段階的に悪性化するリスクがあることで知られています。❸は基本的に良性腫瘍で、悪性化することはほとんどありません。

❹は悪性度の低い腫瘍で、ほとんどは良性の経過を示しますが、まれに他の臓器に転移するなどして、悪性腫瘍としての性格を表します。

すいのう胞性腫瘍は、種類によって好発年齢、性別、発生部位、形態も様々です。どれも自覚症状に乏しく、近年、発達した画像検査によって偶然見つかることも少なくありません。

すいのう胞性腫瘍の種類

❶ すい管内乳頭粘液性腫瘍 (IPMN)

112ページ

すい管の上皮に発生し、すいのう胞性腫瘍の中で最も頻度が高い。

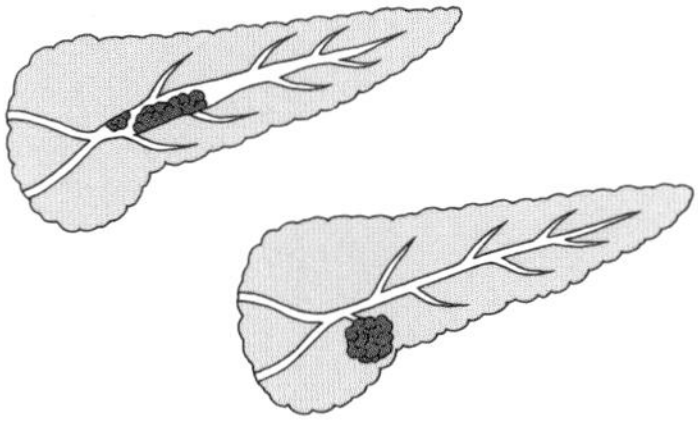

❷ 粘液性のう胞腫瘍 (MCN)

116ページ

すい体尾部に発生し、40～50代を中心とした女性に多い。

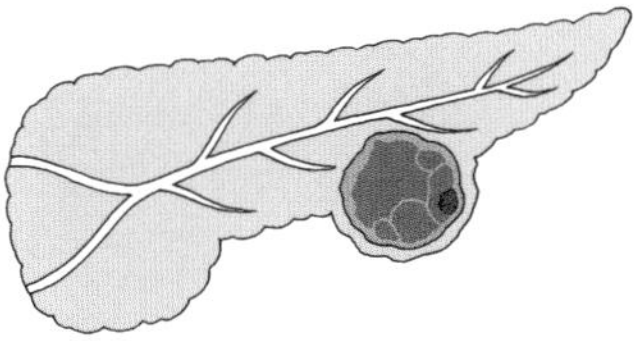

❸ 漿液性のう胞腫瘍 (SCN)

118ページ

漿液を含む小さなのう胞が多数集まってできる。

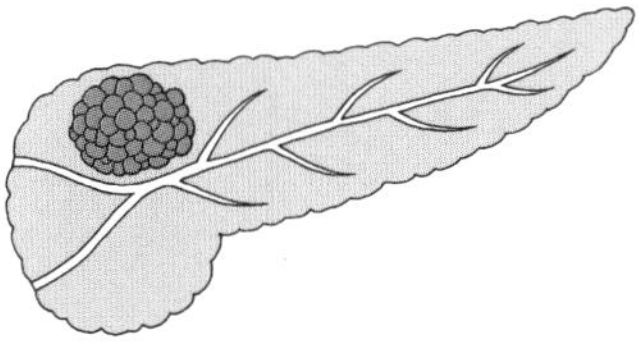

❹ 充実性偽乳頭状腫瘍 (SPN)

118ページ

若い女性に多く、腫瘍内で出血や壊死を起こすことによりのう胞が形成される。

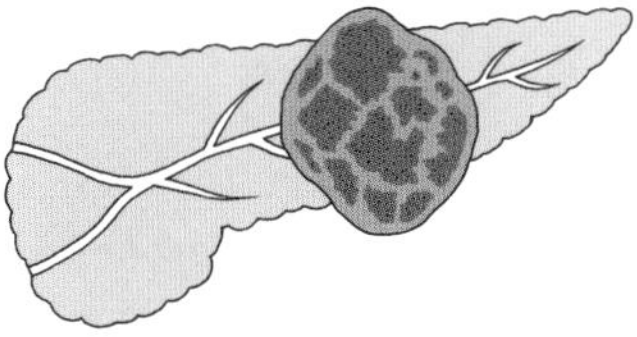

すいのう胞性腫瘍

すい管内乳頭粘液性腫瘍

主すい管型、分枝型、混合型を区別して、悪性化のリスクがあれば切除を検討。

すいのう胞性腫瘍の中でいちばん多いのが「すい管内乳頭粘液性腫瘍」（IPMN）です。すい管の上皮にできた腫瘍細胞がドロドロした粘液を産生し、すい管がのう胞状に拡張します。

この病気には、主すい管にできる**1**主すい管型、主すい管から枝分かれした分枝にできる**2**分枝型、**1**と**2**が混合する**3**混合型があります（左ページ）。

主すい管型では、のう胞ができた主すい管そのものが拡張し、分枝型はのう胞が細い分枝にでき、ぶどうの房状に拡張します。

IPMNは、ほとんどの場合で自覚症状はなく、多くの場合、他の病気の診察や健康診断、人間ドックなどで受けた腹部超音波検査、CT検査などの画像検査で偶然発見されます。

時に、IPMNが粘液を産生することで主すい管が閉塞し、急性すい炎（44ページ）を発症することがあります。その場合は、激しい腹痛を引き起こし、それがきっかけとなってIPMNの診断につながることもあります。

すい管内乳頭粘液性腫瘍（IPMN）のタイプ

IPMN は、主に次の 3 つに分類される。

1 主すい管型

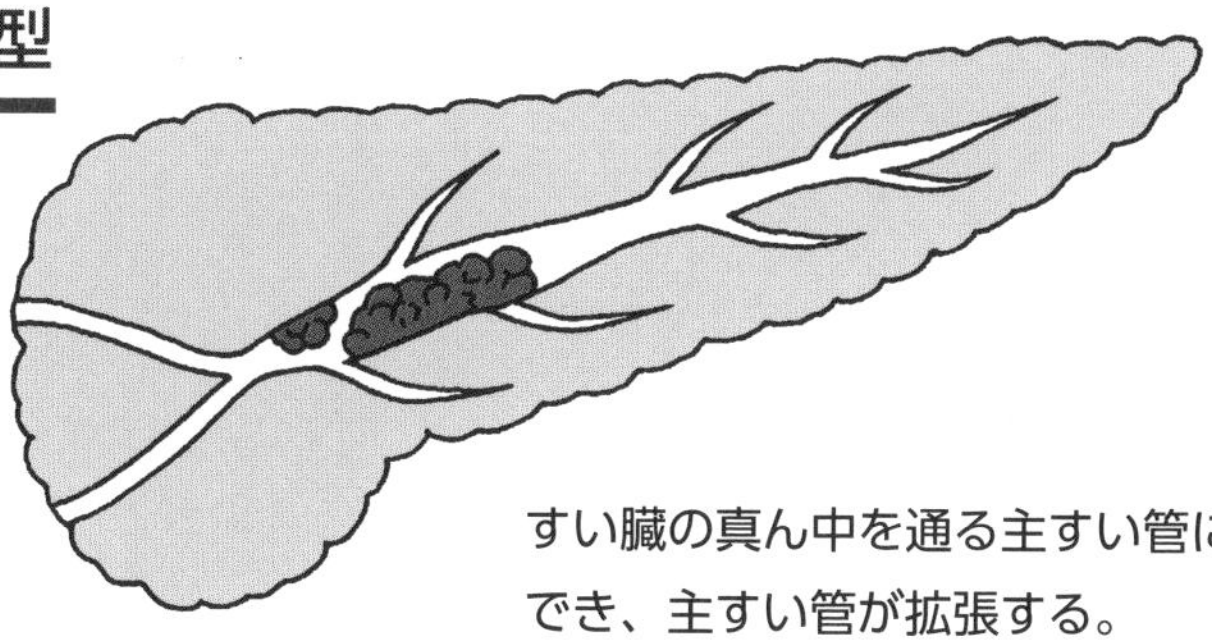

すい臓の真ん中を通る主すい管にでき、主すい管が拡張する。

2 分枝型

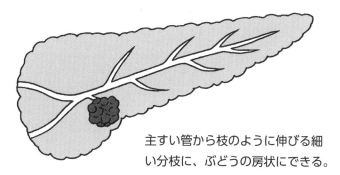

主すい管から枝のように伸びる細い分枝に、ぶどうの房状にできる。

3 混合型

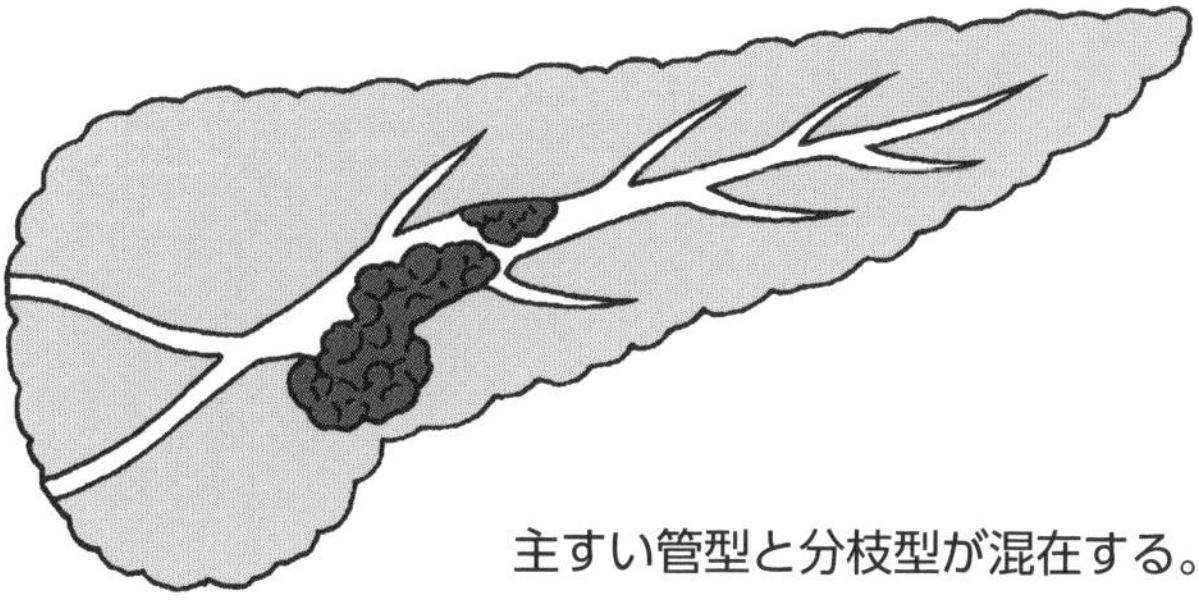

主すい管型と分枝型が混在する。

すいのう胞性腫瘍

IPMNで悪性が疑われた場合

すい管内乳頭粘液性腫瘍（IPMN）は、良性の状態から段階的に悪性化（がん化）することが知られています。

主すい管型は分枝型より悪性化するリスクが高いため、発見された段階で切除が検討されます。

とりわけ主すい管径が10㎜以上の場合や黄疸がある場合、すい管内に5㎜以上の結節《けっせつ》（しこり）がある場合には、切除が強く勧められます。

分枝型は主すい管型より悪性化するリスクは低いですが、のう胞が徐々に大きくなり3㎝を超え、5㎜以上の結節がのう胞内にある場合や、主すい管が10㎜径以上の場合、また、黄疸がある場合には切除が強く勧められます。

悪性化のリスクは、主すい管型が最も高い。

IPMNでは、すい臓内の他部位にすい臓がん（併存すいがん）ができることがあります。またIPMNの切除後5〜10年経っても、新たにIPMNやすい臓がんが残ったすい臓にできることがしばしばあります。

そのため切除後、長期にわたり経過観察を受ける必要があります。

すい管内乳頭粘液性腫瘍（IPMN）の治療の目安

主すい管型

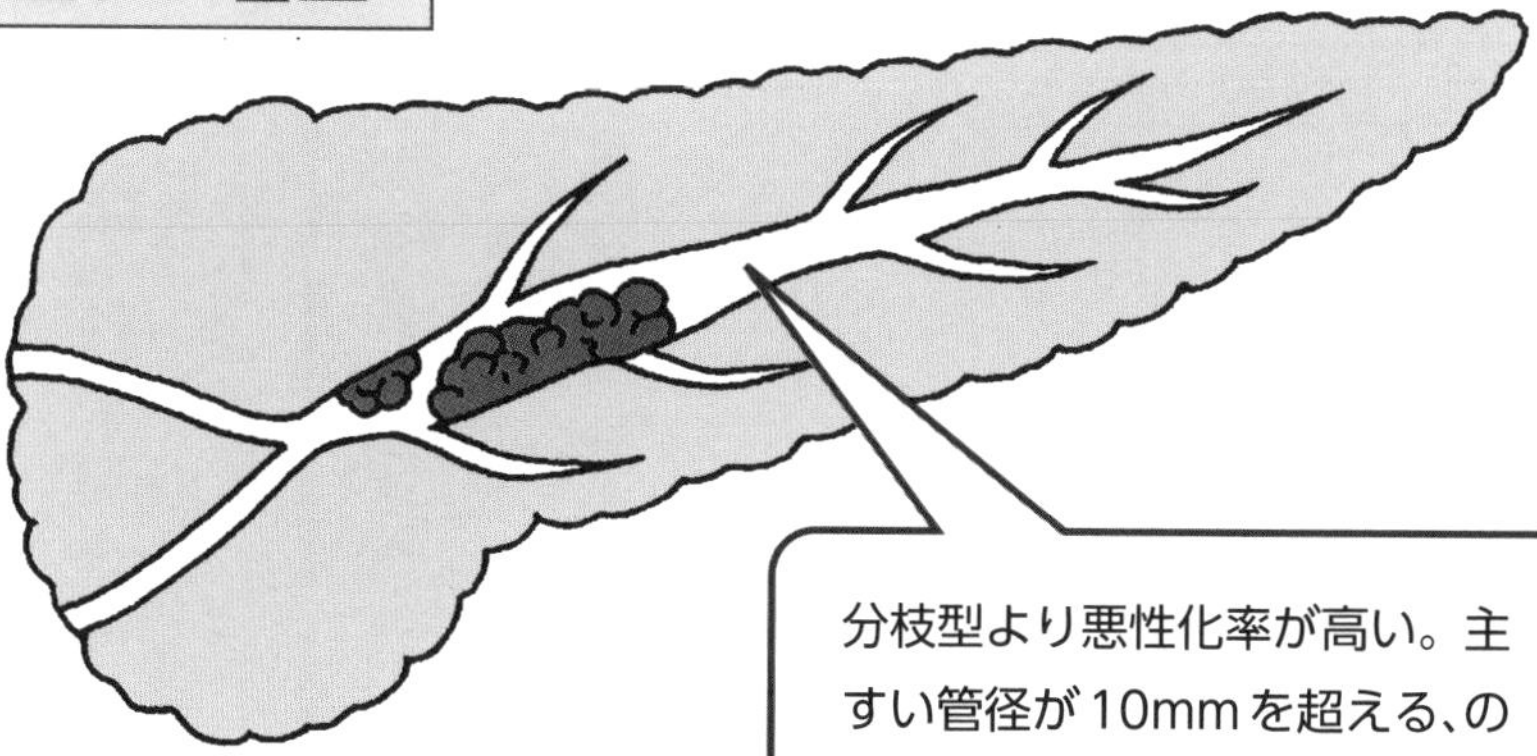

分枝型より悪性化率が高い。主すい管径が10mmを超える、のう胞内に5mm以上のしこり（結節）がある、黄疸症状があるなど、悪性が疑われれば手術で切除する。

分枝型

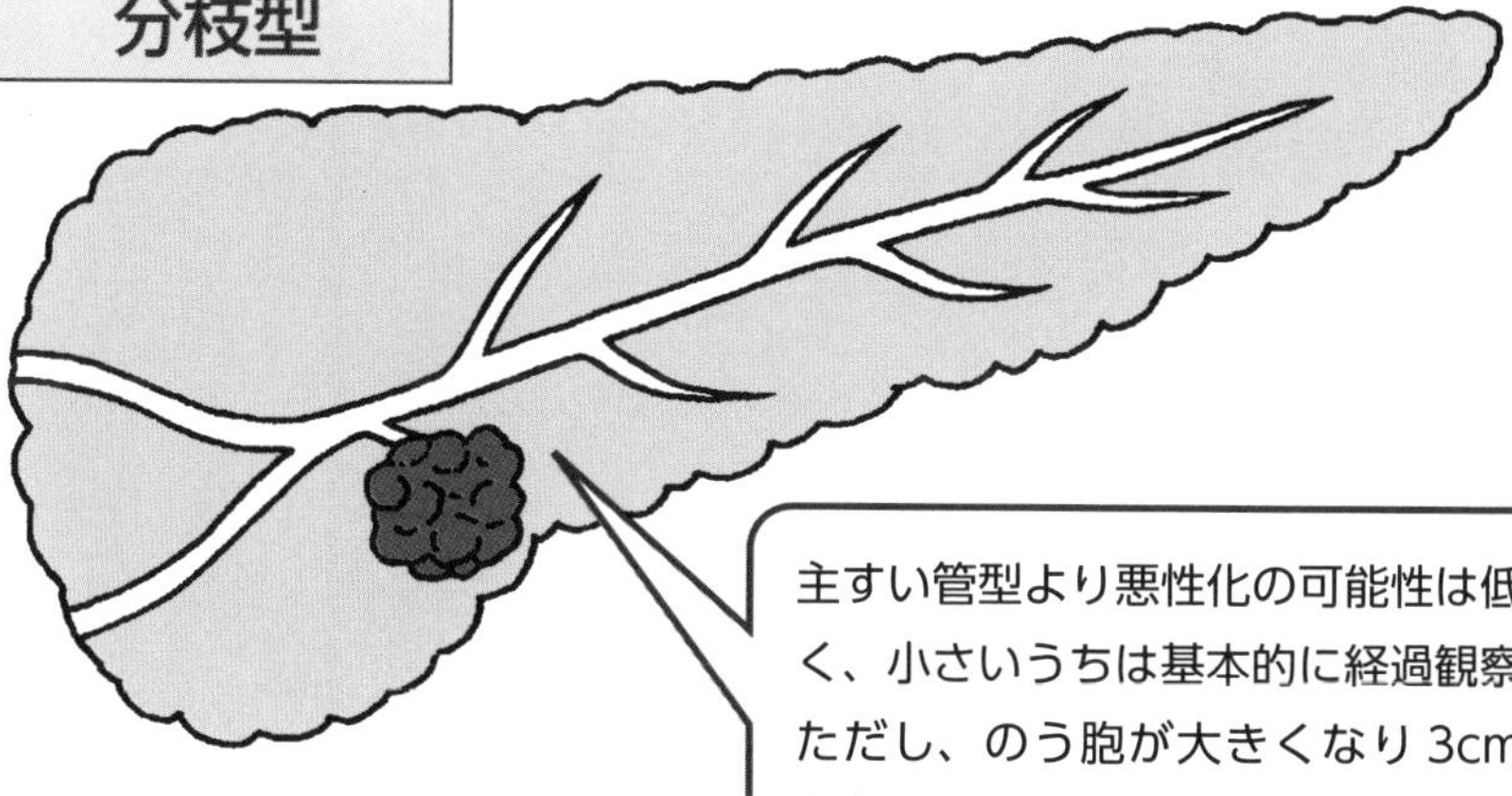

主すい管型より悪性化の可能性は低く、小さいうちは基本的に経過観察。ただし、のう胞が大きくなり3cmを超え、のう胞内に5mm以上のしこり（結節）がある、主すい管が10mm以上になる、黄疸が出るなどの変化があれば手術を検討。

すいのう胞性腫瘍

粘液性のう胞腫瘍

早期発見、早期切除で、治癒が見込める。

粘液性のう胞腫瘍（MCN）は、40〜50代を中心とした女性のすい体部〜尾部に好発します。夏みかんの皮のような厚い被膜で覆われた大きな球状の腫瘍で、のう胞の中に多量の粘液を貯留しています。

IPMN（112ページ）は、すい液が通るすい管の上皮に発生するため、すい管とつながっていますが、MCNはすい管とはつながっていません。MCNは自覚症状に乏しく、大きくなると腹痛や体重減少などが見られることもあります。そのため大半は別の病気の検査や健康診断などで受けた画像検査で見つかります。

MCNの成長はゆっくりですが、一定の割合で悪性化することがわかっていて、ひとたびのう胞の壁ががん化すると、のう胞内に突出するような結節（しこり）ができます。これがやがてのう胞の壁を超えて周囲に広がったり、リンパ節や肝臓などに転移したりすることもあります。

治療は、がん化する前の良性の段階や、がん化してもがんがのう胞内にとどまっている時期に見つけて手術で切除すれば、治癒が見込まれます。

粘液性のう胞腫瘍（MCN）の特徴

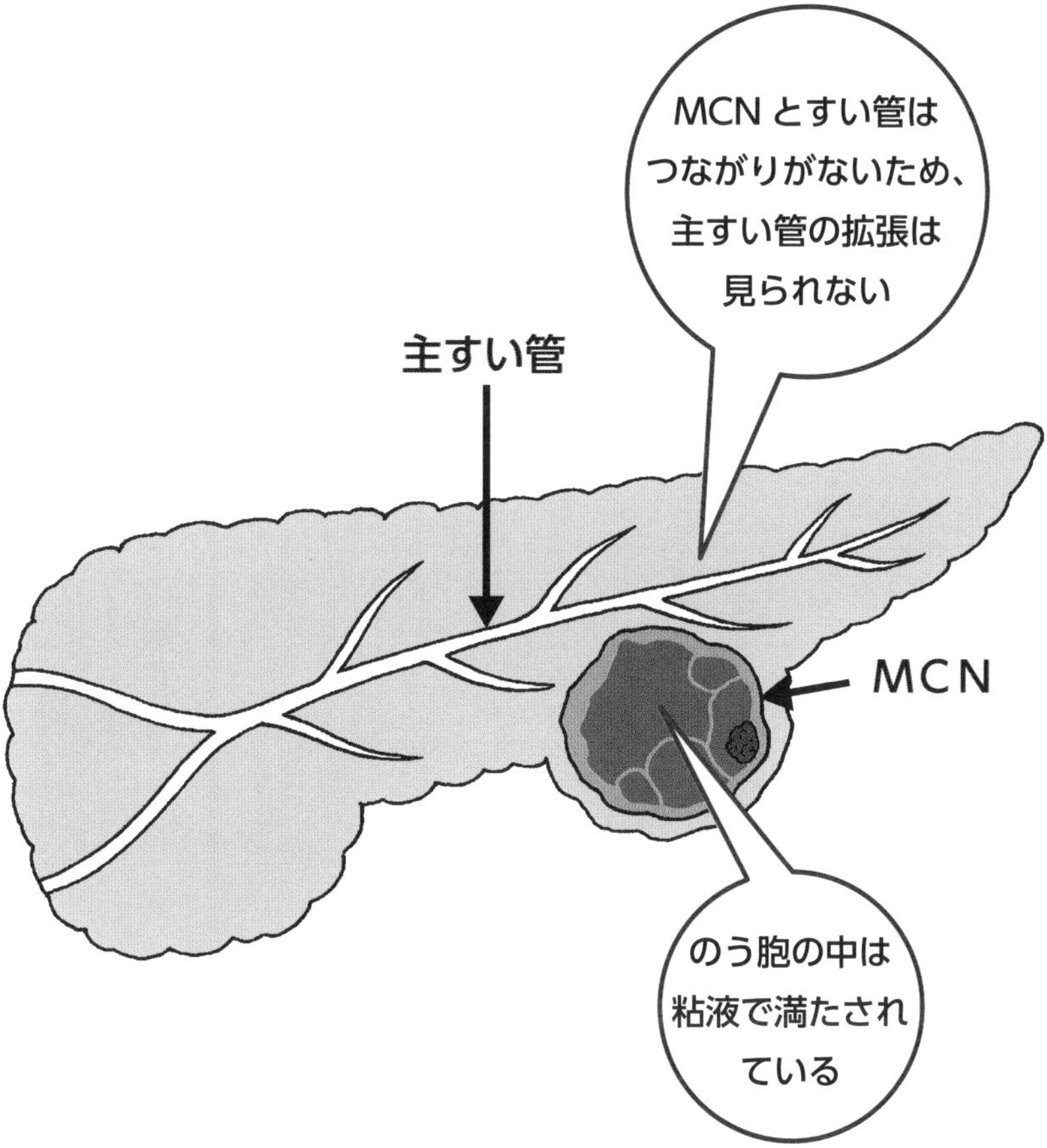
MCNとすい管は
つながりがないため、
主すい管の拡張は
見られない
主すい管
MCN
のう胞の中は
粘液で満たされ
ている

すい管内乳頭粘液性腫瘍（IPMN）と粘液性のう胞腫瘍（MCN）は、粘液を産生する腫瘍で、悪性化のリスクがある。

すいのう胞性腫瘍

漿液性のう胞腫瘍／充実性偽乳頭状腫瘍

二つとも悪性度は低いが、まれにがん化することもあるので注意が必要。

漿液性のう胞腫瘍（ＳＣＮ）は、すい臓の腫瘍全体の１～２％とまれな腫瘍です。さらさらした透明な分泌液（漿液）を含む細かいのう胞がハチの巣状に集まった腫瘍です。50～60代女性に多く、好発部位で最も多いのはすい体部、次がすい頭部です。自覚症状は乏しいですが、時に腹痛、体重減少、黄疸、急性すい炎などからわかることもあります。基本的に良性ですが、４㎝を超えるとすい管や胆管を圧迫することがあり、手術が考慮されます。

充実性偽乳頭状腫瘍（ＳＰＮ）は球状の腫瘍で、中身の詰まった充実成分と、血液や細胞の壊死組織などで形成されたのう胞成分が混在し、石灰化を伴うこともあります。患者さんの約90％が30～40代の若い女性で、すい尾部に好発しますが、すい頭部に発生する例もあります。

ＳＰＮもすい臓の腫瘍全体の１～３％とまれな腫瘍です。悪性度は低いものの、悪性化すると他の臓器に広がったり転移したりすることがあります。転移する前の手術による完全切除で、根治が期待できます。

漿液性のう胞腫瘍(SCN)と充実性偽乳頭状腫瘍(SPN)

漿液性のう胞腫瘍（SCN）

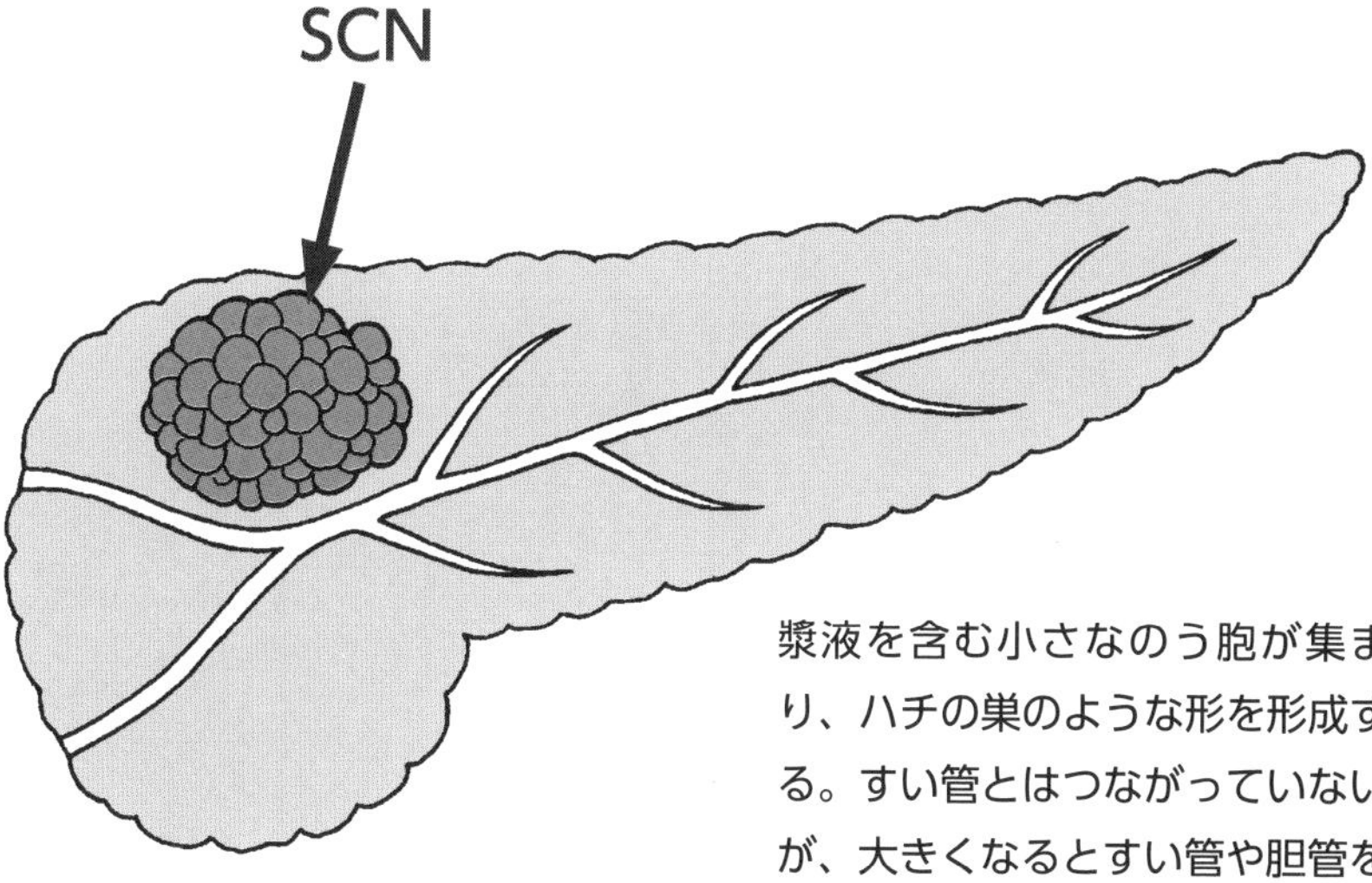

漿液を含む小さなのう胞が集まり、ハチの巣のような形を形成する。すい管とはつながっていないが、大きくなるとすい管や胆管を圧迫し、狭窄させることもある。

充実性偽乳頭状腫瘍（SPN）

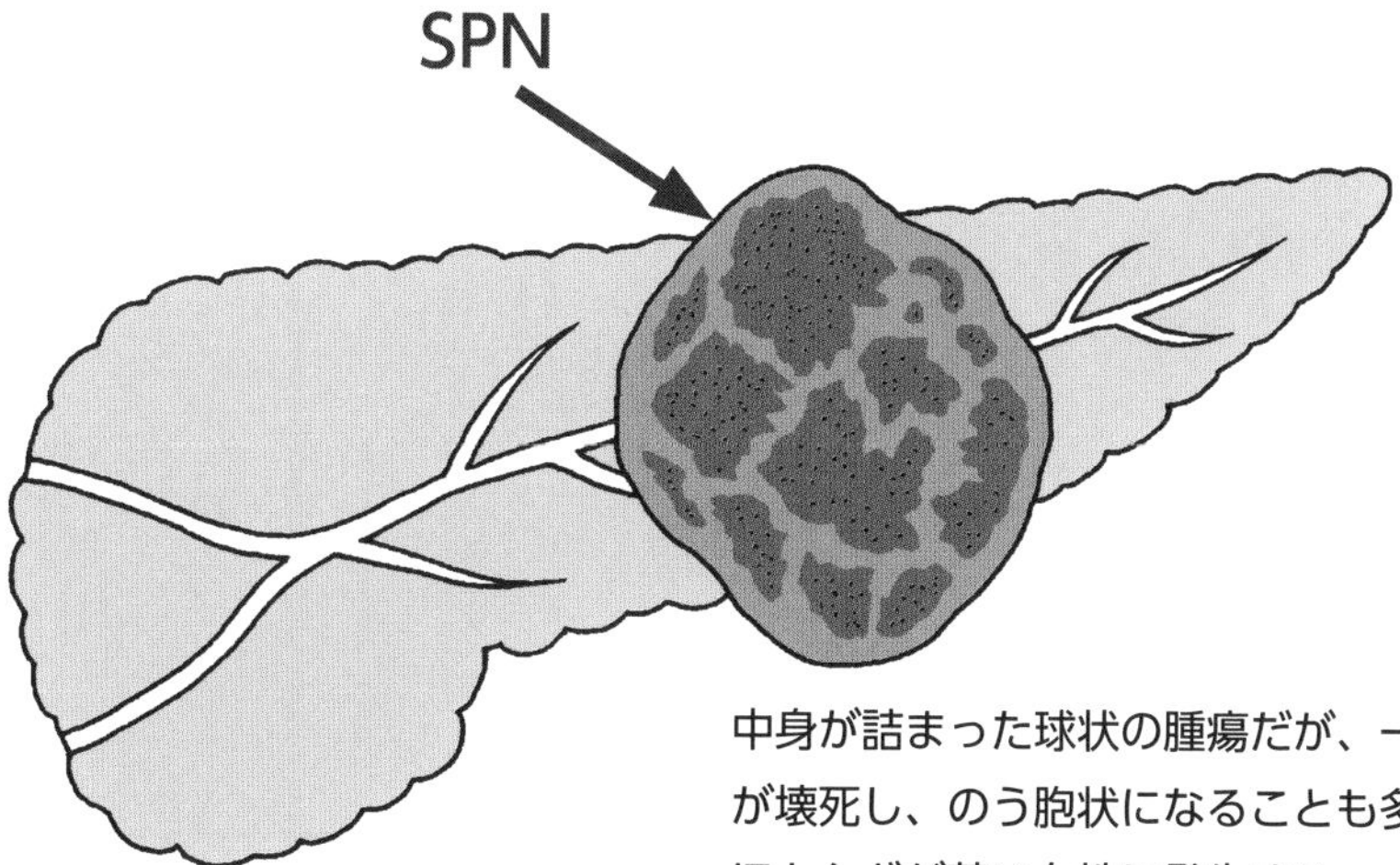

中身が詰まった球状の腫瘍だが、一部が壊死し、のう胞状になることも多い。ほとんどが若い女性に発生する。

神経内分泌腫瘍

多くはすい臓や直腸に発生するまれな腫瘍

ホルモンを分泌する神経内分泌細胞から発生する。

神経内分泌腫瘍（ＮＥＮ）は、全身に分布する神経内分泌細胞（ホルモンやアミノ酸の結合体を分泌する細胞）からできる腫瘍です。すい臓などの消化管、肺など様々な臓器に発生しますが、日本人はＮＥＮの多くがすい臓や直腸に発生します。

ＮＥＮは、腫瘍細胞の増殖が緩やかな高分化型の神経内分泌腫瘍（ＮＥＴ）と、腫瘍細胞の増殖が活発で悪性度の高い低分化型の神経内分泌がん（ＮＥＣ）に分類されます。ＮＥＴは、特定のホルモンを産生しホルモン症状のある機能性ＮＥＴと、ホルモン症状のない非機能性ＮＥＴに分類されます。機能性ＮＥＴは、産生するホルモンの種類によって、低血糖、体重減少、貧血の他、腹痛や胸やけ、下痢など様々な消化器症状を呈します。

非機能性ＮＥＴは多くが無症状ですが、腫瘍が大きくなるとお腹にしこりが触れたり、腹痛や黄疸などの症状が出ることもあります。ＮＥＮは、症状の有無、腫瘍の大きさ、悪性度、転移の有無、生検による病理組織像などを総合して、治療方針を決めます。

神経内分泌腫瘍（NEN）の分類

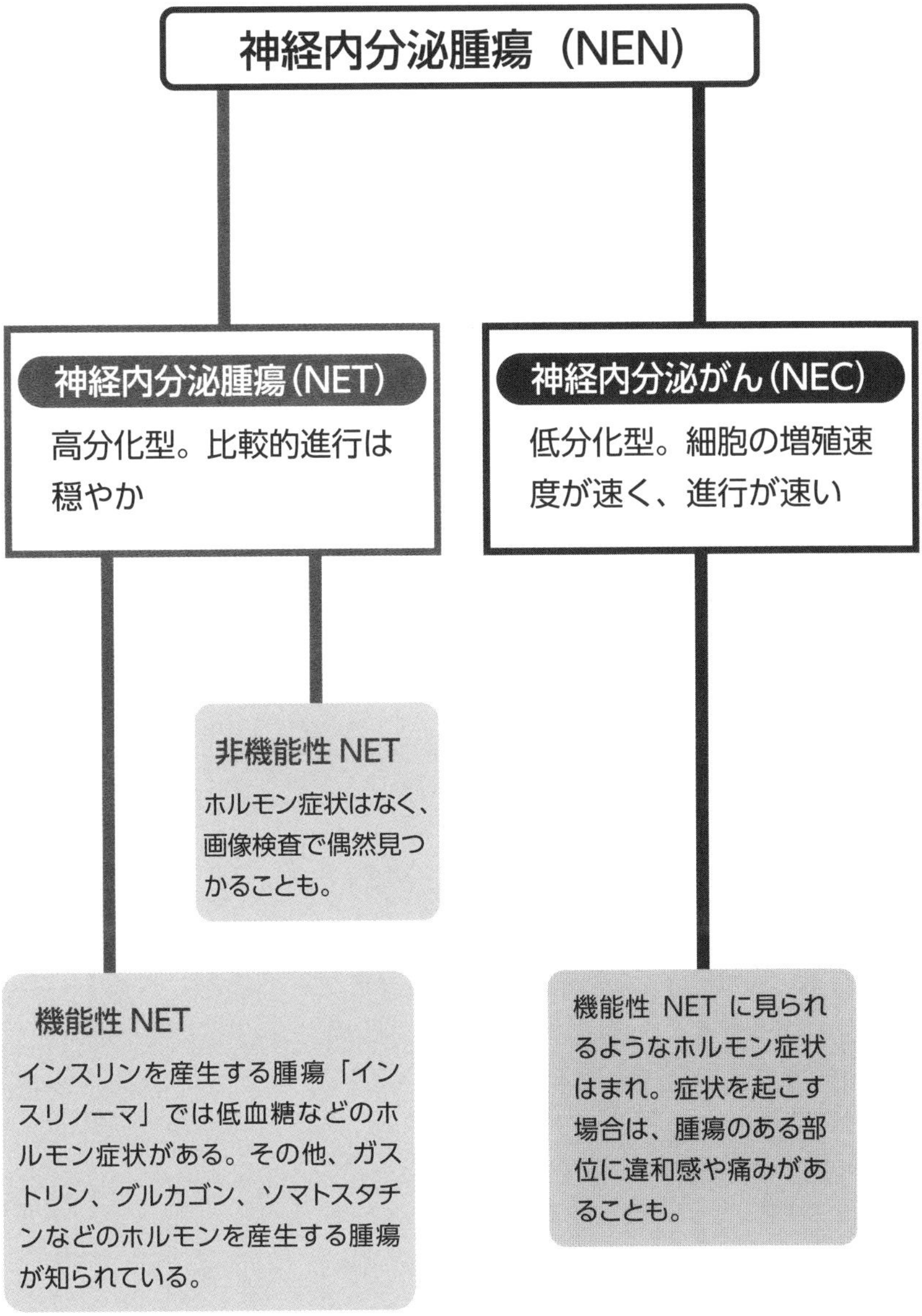

神経内分泌腫瘍（NEN）
神経内分泌腫瘍（NET）
高分化型。比較的進行は穏やか
神経内分泌がん（NEC）
低分化型。細胞の増殖速度が速く、進行が速い
非機能性 NET
ホルモン症状はなく、画像検査で偶然見つかることも。
機能性 NET
インスリンを産生する腫瘍「インスリノーマ」では低血糖などのホルモン症状がある。その他、ガストリン、グルカゴン、ソマトスタチンなどのホルモンを産生する腫瘍が知られている。
機能性 NET に見られるようなホルモン症状はまれ。症状を起こす場合は、腫瘍のある部位に違和感や痛みがあることも。

Column

がんゲノム医療が受けられる医療機関

日本人の２人に１人が何かしらのがんにかかる時代になり、がん治療はめまぐるしく進歩しています。109ページで触れた「がんゲノム医療」は、国が主導して積極的に推進しています。がんゲノム医療は、「がん遺伝子パネル検査」を行い、がんの遺伝子の変化を調べて、変化に応じた薬を探します。

がんゲノム医療に取り組んでいる医療機関は厚労省より指定され、全国に「がんゲノム医療中核拠点病院」13カ所、「がんゲノム医療拠点病院」32カ所、「がんゲノム医療連携病院」203カ所を公表しています（2023年７月１日時点）。これらの施設では、専門的ながん医療の提供、がん診療の地域連携協力体制の構築、がん患者や家族向けの相談や支援、情報提供などを行っています。

「がんゲノム」や「がん遺伝子パネル検査」など、慣れない言葉に躊躇しがちですが、「自分や家族のすい臓がん治療の可能性を探りたい」という場合、前向きに考えてもよいでしょう。拠点病院・連携病院は、厚労省のサイトで公表されています。

がん診療連携拠点病院等（厚労省ホームページ）
https://www.mhlw.go.jp/

第5章

すい臓にやさしい生活習慣

すい臓病の予防

すい臓をいたわる生活習慣を

すい臓病の危険因子になる生活習慣は改める。

お酒の飲みすぎや喫煙などの生活習慣は、急性・慢性すい炎やすい臓がんの危険因子です。また、糖尿病とすい臓がんの関係も指摘されています。

「血液検査ですい臓の数値がひっかかったのは、お酒を飲みすぎているせい？」

「タバコを吸うので、将来がんになりやすいかもしれない」

「糖尿病があるとすい臓がんになりやすいと聞いて心配」

こんな不安のある方は、喫煙や飲酒習慣、偏った食生活や運動不足などを見直すとよいでしょう。

糖尿病は、食生活の乱れや肥満を自覚していて発症が心配な人、すでに診断され治療している人も、食生活や運動習慣などの見直しで、発症や進行を防ぐことができます。

126ページから、すい臓にやさしい生活習慣の具体策を紹介しますが、これは糖尿病以外の脂質異常症や高血圧など生活習慣病全般の予防にもなります。

体をいたわるつもりで、日々の生活に取り入れましょう。

すい臓病のリスクになる生活習慣

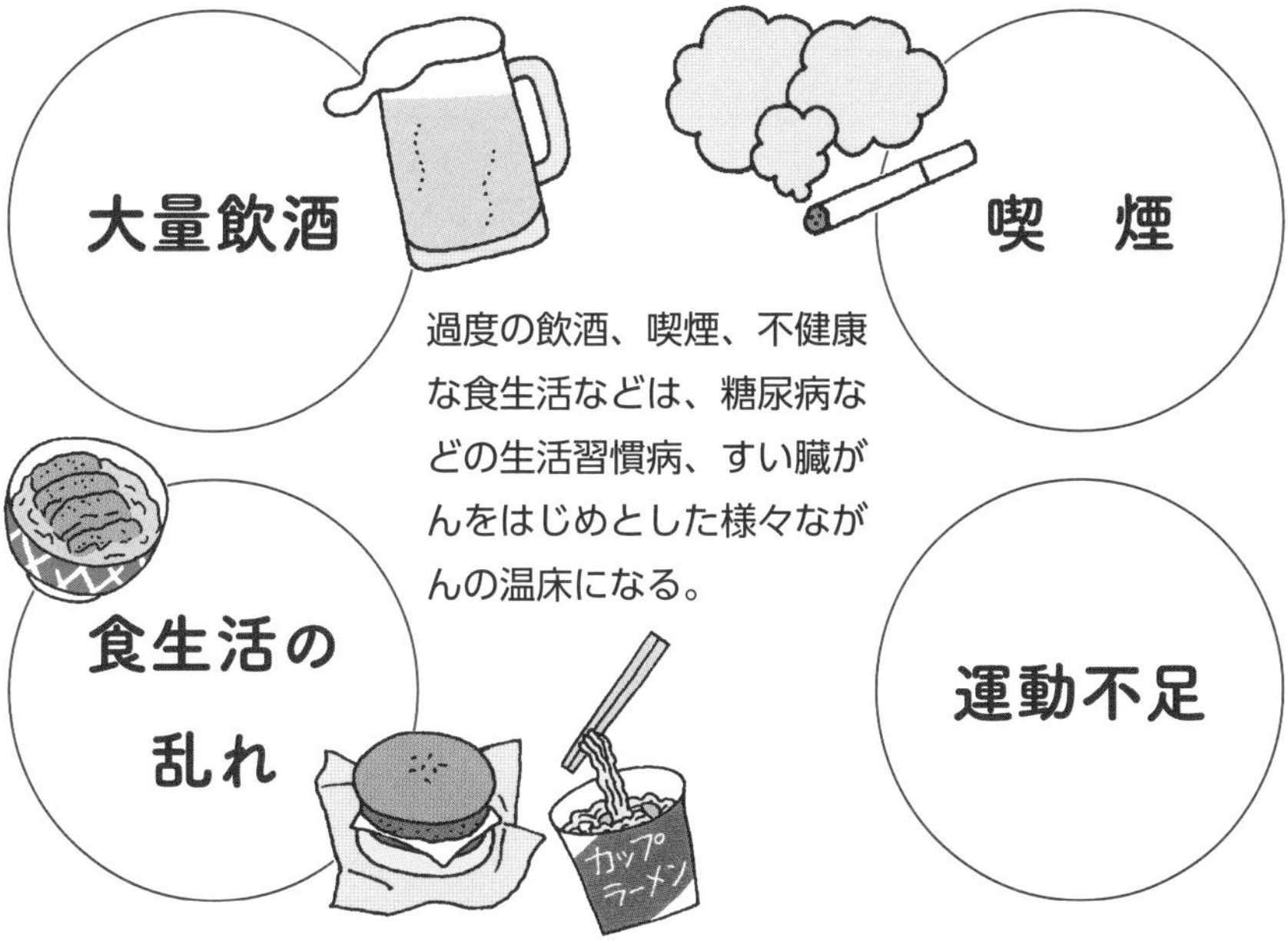

過度の飲酒、喫煙、不健康な食生活などは、糖尿病などの生活習慣病、すい臓がんをはじめとした様々ながんの温床になる。

すい臓病のリスクを減らす

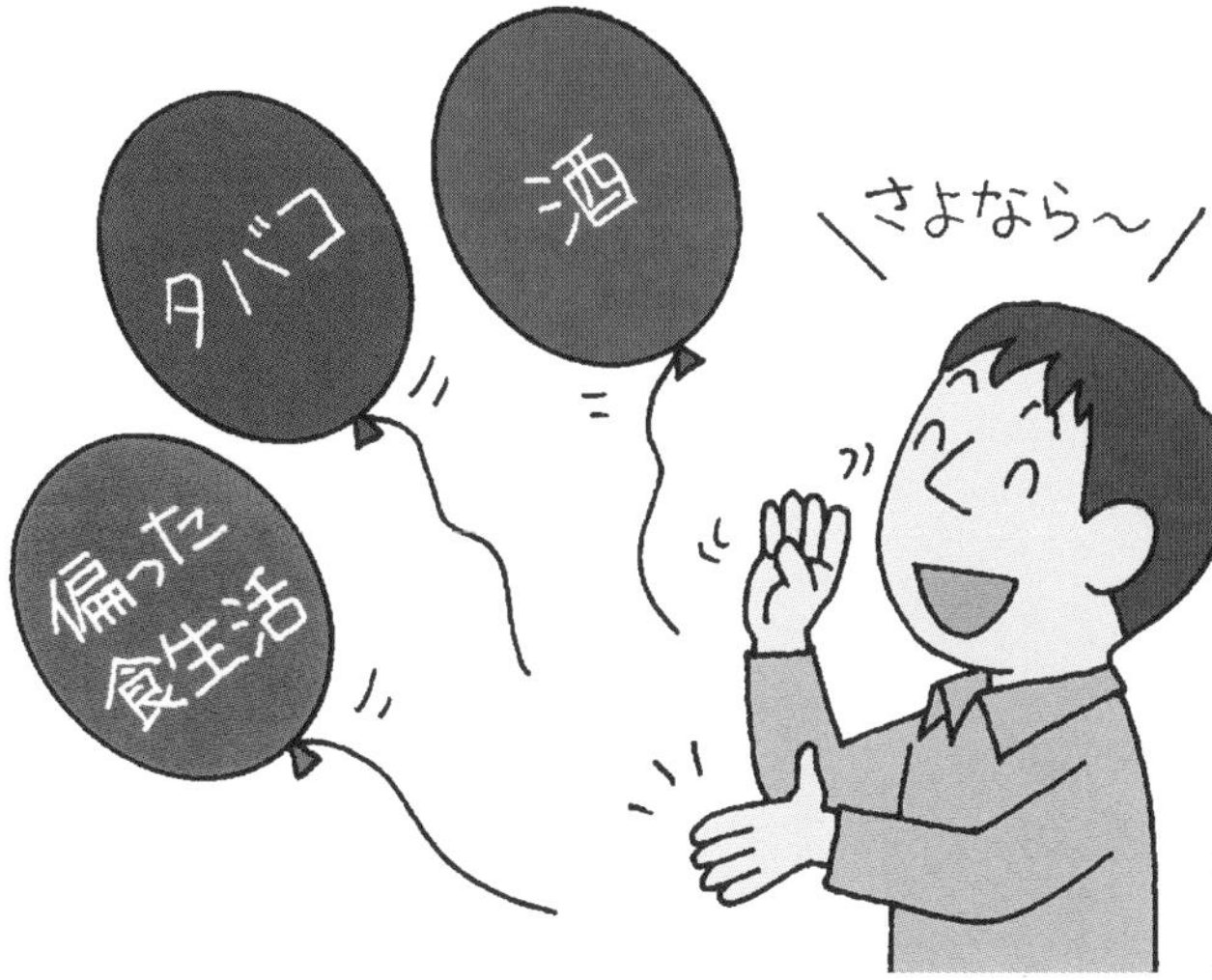

生活習慣を変えることで病気のリスクを減らすことができる。

食事

高脂肪の食べ物に注意

脂肪の多い食品のとりすぎは、すい臓に負担をかける。

すい液（すい臓で産生される消化液）の分泌は、胃で消化された食べ物が十二指腸に下りた刺激で放出される、セクレチンやコレシストキニンという消化管ホルモンの刺激によって促進されます。またコレシストキニンは胆のうを刺激して収縮させることで胆汁を分泌し、すい液とともに消化を助けます。

しかし消化の悪いもの、高脂肪の食べ物をとりすぎると必要以上に消化管ホルモンが活性化され、すい液の分泌が増加します。急性すい炎は、必要以上にすい液が分泌され、すい臓を傷めることが原因です。特に高脂肪の食べ物にアルコールが加わると、すい液の粘調性が増し、すい臓がよりダメージを受けます。

こう聞くと「脂肪は悪者」と思ってしまいますが、脂肪（脂質）は、たんぱく質、炭水化物とともにエネルギー源として働く他、細胞膜やホルモンの素材としても利用される大切な栄養素でもあります。大切なことは、脂肪は体によいものを選び、過剰にとらないことです（詳しくは128ページ〜）。

消化の悪いものや高脂肪食はすい液を増やす

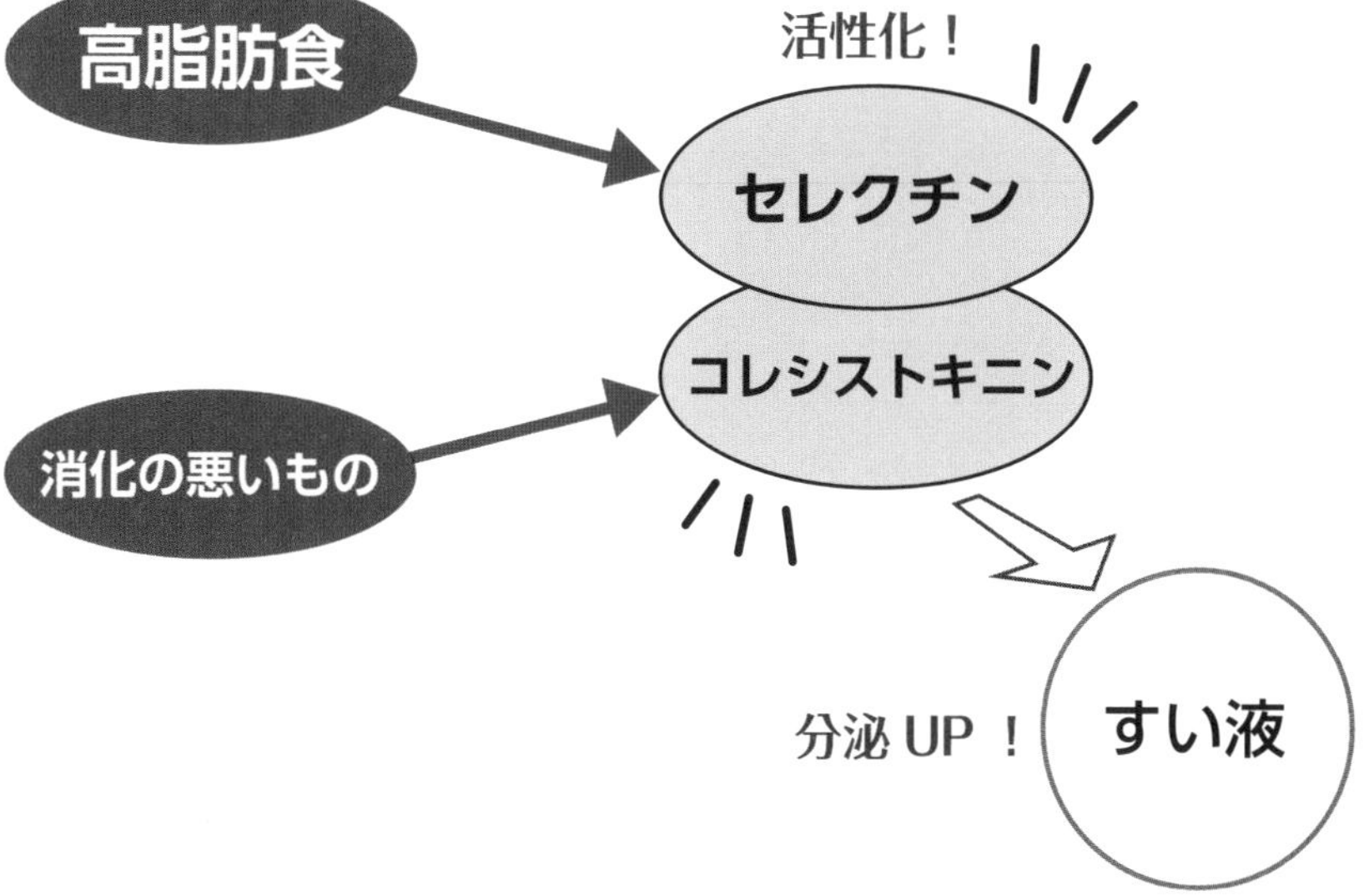

高脂肪な食べ物の例

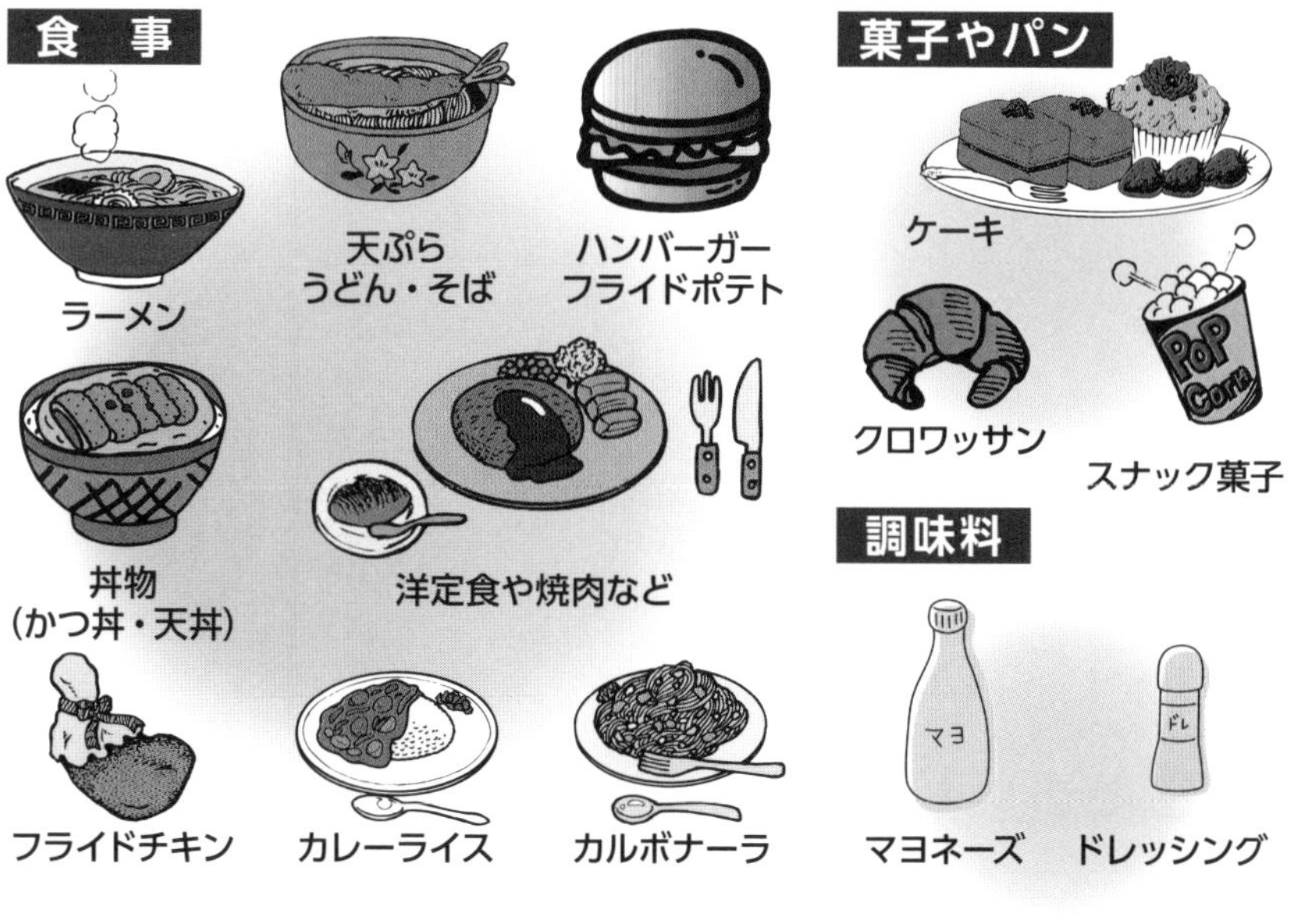

食事

飽和脂肪酸と不飽和脂肪酸

脂肪をとるなら不飽和脂肪酸がおすすめ。

脂肪（脂質）の主成分「脂肪酸」には飽和脂肪酸と不飽和脂肪酸があります。

飽和脂肪酸は肉の脂身やバターなど動物性脂肪に多く含まれ、とりすぎると血液中の中性脂肪や悪玉コレステロールを増やします。

不飽和脂肪酸には、①一価不飽和脂肪酸、②多価不飽和脂肪酸があり、①はオリーブオイルや菜種油に含まれるオレイン酸などがあります。②は青魚に含まれるドコサヘキサエン酸（DHA）やエイコサペンタエン酸（EPA）、α-リノレン酸など、血糖値や悪玉コレステロールを下げる「必須脂肪酸」を含みます（左ページ）。

脂肪のとりすぎは、胃やすい臓に負担をかけ、特に飽和脂肪酸は動脈硬化の原因にもなります。しかしだからといって極端に減らすと、ビタミンA、D、E、Kといった脂溶性ビタミンの吸収の低下、体力の低下、皮膚のトラブルなど様々な問題が生じます。脂肪の摂取は不飽和脂肪酸を中心に考えて、動物性脂肪に多く含まれる飽和脂肪酸はとりすぎないようにしましょう。

脂肪酸の種類と特徴

脂肪酸

→ 飽和脂肪酸 / 不飽和脂肪酸

不飽和脂肪酸

魚や植物性油に多く含まれ、一価不飽和脂肪酸と多価不飽和脂肪酸がある。多価不飽和脂肪酸は「n-3系脂肪酸」と「n-6系脂肪酸」に分かれる。

飽和脂肪酸

脂身の肉など動物性の脂肪に多く含まれ、常温で白く固まり、熱を加えると溶ける。血液中の中性脂肪や悪玉コレステロールを増やす。

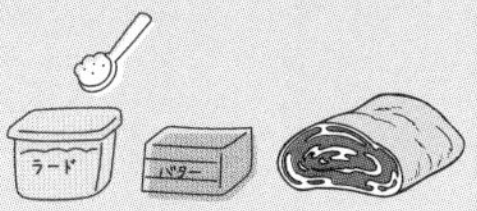

①一価不飽和脂肪酸

・オレイン酸

オリーブオイルや菜種油などに多い。

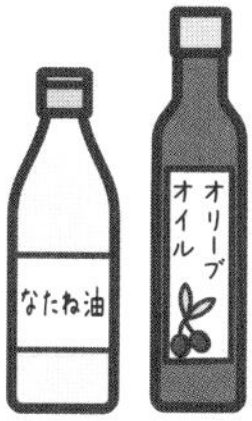

②多価不飽和脂肪酸

必須脂肪酸

n-3系は「オメガ3」、n-6系は「オメガ6」とも呼ばれる。

n-3系脂肪酸（オメガ3）

・ドコサヘキサエン酸（DHA）
・エイコサペンタエン酸（EPA）
・α-リノレン酸

DHA、EPAはサンマ、イワシ、サバなど青魚に多く、α-リノレン酸は、あまに油などに豊富。

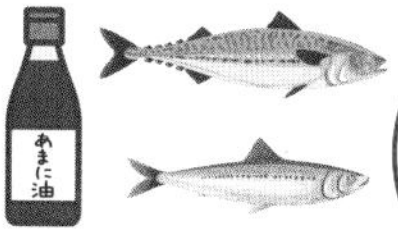

現代人に不足気味
積極的に摂取する必要がある

n-6系脂肪酸（オメガ6）

・リノール酸
・γ-リノレン酸
・アラキドン酸

リノール酸は大豆油やごま油などに多く、アラキドン酸は卵黄や豚レバーなどに豊富。

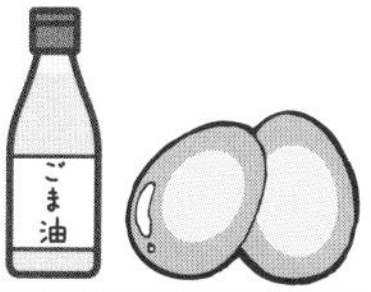

普通の食事で十分に摂れる

食事

動物性脂肪の上手なとり方

肉の脂身、バターなど飽和脂肪酸の多い食品は注意して。

脂肪(脂質)を分解するのは、すい液に含まれる脂肪分解酵素「リパーゼ」です。脂肪の多い食事をするとすい液の分泌が高まり、すい臓に負担をかけます。また脂肪は消化に時間がかかるため、すい臓を長時間刺激します。中でも飽和脂肪酸の多い脂身の多い肉、バターや生クリームなどは要注意ですが、どれもありふれた食品なので気にせず食べてしまいがちです。

これらを少しでも減らすためには、例えば肉はバラ肉よりも赤身というように脂肪の少ない部位を選ぶ、あらかじめ脂身をカットしてから料理する、パンならバターの多いクロワッサンより食パンというように工夫することです。

また、野菜や海藻類、キノコ類などはコレステロールの吸収を抑える食物繊維を多く含みますから、脂肪と一緒にとるとよいでしょう。なお、急性すい炎や慢性すい炎で腹痛がある時期は、一日の脂質摂取量は10g以下に制限されます。症状が緩和してからの脂質のとり方は、医療機関の栄養士の指導を守りましょう。

動物性脂肪の減らし方の例

- 揚げるよりも焼く・蒸す
- 肉の脂身はカットする
- 肉は脂肪の少ない部位を選ぶ
- 脂身の多い肉は下茹でしてから調理
- 揚げ物など脂質の多い料理は少量にし、野菜を多く含む副菜を組み合わせてバランスよく
- 洋菓子より和菓子

肉の脂質の比較

多い ↓ 少ない

牛　肉	
バラ	39.4g
リブロース	37.1g
サーロイン	27.9g
肩ロース	26.4g
ひき肉	21.1g
ランプ	17.8g
もも	13.3g
ヒレ	11.2g

豚　肉	
バラ	35.4g
肩ロース	19.2g
ロース	19.2g
ひき肉	17.2g
肩	14.6g
もも	10.2g
ヒレ	3.7g
肝臓（レバー）	3.4g

豚肉加工食品	
ベーコン	39.1g
ウインナー	30.6g
ロースハム	14.5g
焼き豚	8.2g

● 100gあたりの脂質量

多い ↓ 少ない

鶏　肉	
もも（皮付き）	14.2g
手羽	14.3g
ひき肉	12.0g
むね（皮付き）	5.9g
もも（皮なし）	5.0g
むね（皮なし）	1.9g
肝臓（レバー）	3.1g
ささみ	0.8g

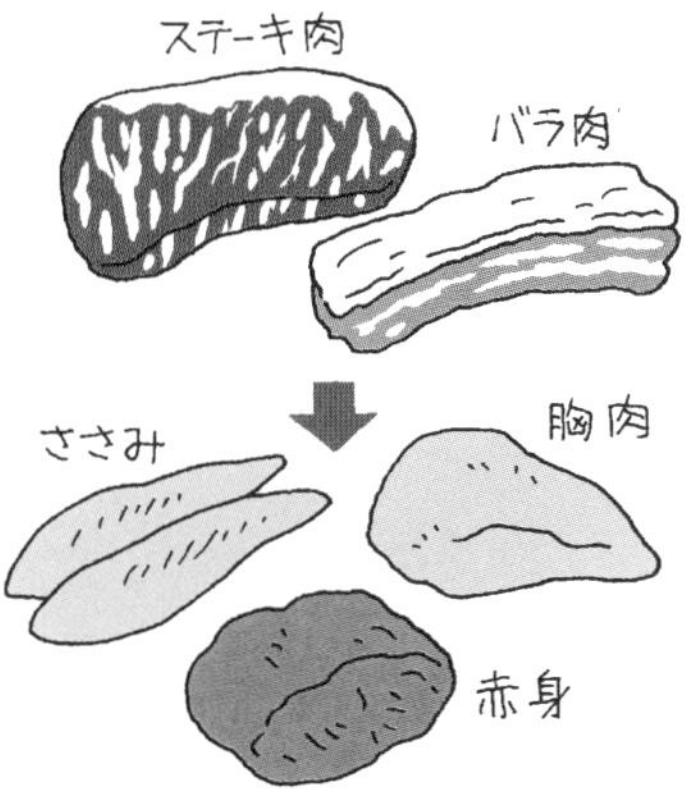

出典：文部科学省「日本食品標準成分表2020年版（八訂）」

食事

よく噛んで食べる

消化の悪いものは量を加減し、よく噛んで。

消化に時間がかかり、胃に長時間とどまる食品は、すい臓に負担をかけます。これは前項で解説した高脂肪の食品だけでなく、食物繊維の多い野菜や果物、イカやタコなどの魚介類など、たくさんあります（左ページ）。

毎日の食事は、できれば消化のよい献立が望ましいですが、消化の悪いものにも大切な栄養素が含まれていますので、ゼロというわけにはいきません。消化の悪いものはなるべく小さくして、よく噛んで食べるようにしましょう。

そもそも食べ物の消化においてよく噛むことは大切で、食事をしたとき、口は最初の消化器官です。噛むことで唾液《だえき》から糖質分解酵素の「アミラーゼ」が分泌され、ごはんやパンなどのでんぷんを糖に変えます。これにより胃やすい臓などの消化器官は食べ物を消化しやすくなります。

歯の調子が悪い、あるいは歯が抜けているので食べにくいなど、歯に不具合がある方は歯科治療を受けたり義歯を入れたりするなどして、早めに対応しましょう。

よく噛んで食べると胃やすい臓の負担が減る

消化によい食べ物

脂肪の少ないもの

脂肪（脂質）が多いと消化に時間がかかる。肉類は脂質が多いが、鶏ならささ身肉や胸肉、魚ならマグロのトロよりも赤身、タラなどの白身魚のほうが脂肪は少ない。

やわらかいもの

かたくて噛んでも飲み込めないものは、胃などの消化器官も消化に苦労する。主食は玄米より白米やうどん、野菜は、生より熱を加えたほうがやわらかくなり消化によい。

消化の悪い食べ物

脂肪の多いもの

揚げ物、バラ肉、ラーメン、バターたっぷりのケーキやパンなど脂肪の多いものは消化に時間がかかる。特に肉の脂身など、常温で白く固まる動物性脂肪をとりすぎると消化不良を起こしやすい。

食物繊維の多いもの

タケノコ、ごぼう、れんこん、こんにゃく、ワカメなどの海藻類、キノコ類、パイナップルなどは食物繊維が多く消化に時間がかかる。ただし食物繊維はコレステロールを下げる、便秘予防になるなどよい面も大きく、細かく切って食べるなどの工夫を。

生ものやかたいもの

生卵、刺身、生野菜、イカ、タコ、貝類など噛んでもやわらかくならないものは消化に時間がかかる。

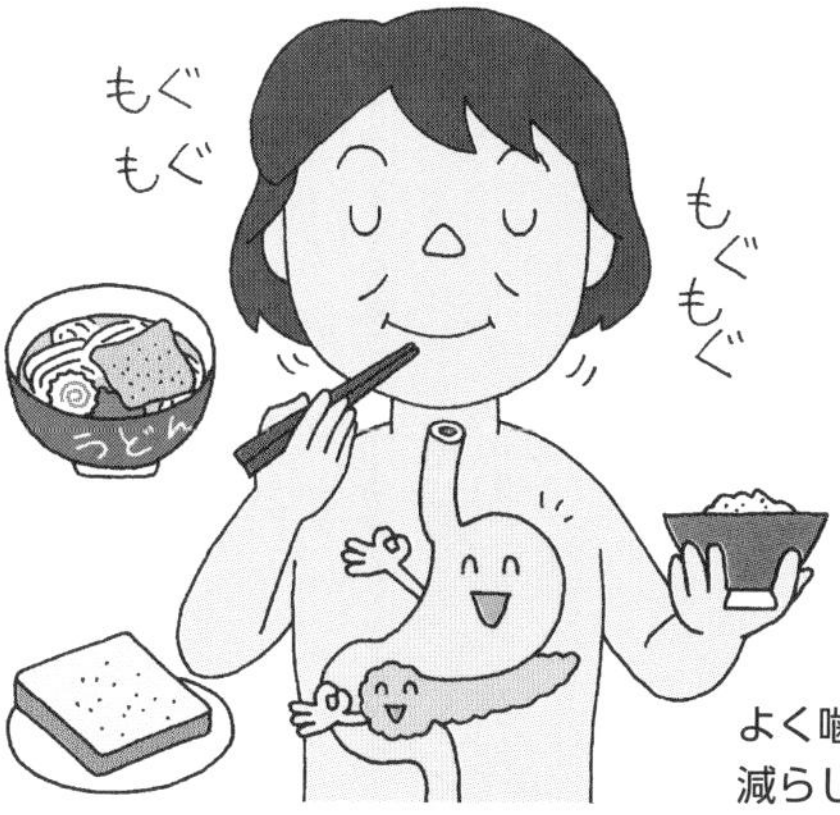

よく噛んで食べることで消化器官の負担を減らし、消化に関わるトラブルを予防する。

食事

刺激物を避け、薄味を心がけて

辛いものや
しょっぱいものは
ほどほどに。

七味をたくさんかけたうどんやそば、ワサビたっぷりのお刺身、香辛料のきいたエスニック料理など刺激の強い食べ物はすい液の分泌を促し、すい臓に負担をかけます。また刺激物は胃の粘膜を直接刺激して胃痛を起こし、胃炎や胃潰瘍になることもあります。

「辛ければ辛いほどおいしい!」と刺激物を好む方もいますが、胃やすい臓が受けるダメージを考えれば、控えたほうがよいでしょう。

特に慢性・急性すい炎の場合、刺激物は厳禁です。またお酒のお供に辛いおつまみは、口の中の刺激を洗い流そうとお酒が進み、胃やすい臓が受ける刺激は倍増します。

刺激物ではありませんが、味の濃い料理に偏るのも要注意。塩分過多の影響で血液量が増えて血管に圧力がかかり高血圧になったり、食欲が増して肥満になり糖尿病のリスクが上がったりします。

食事は「刺激よりもやさしさ」が体のため。そう考えて、刺激の少ない食生活を心がけましょう。

刺激物は消化器官に負担をかける

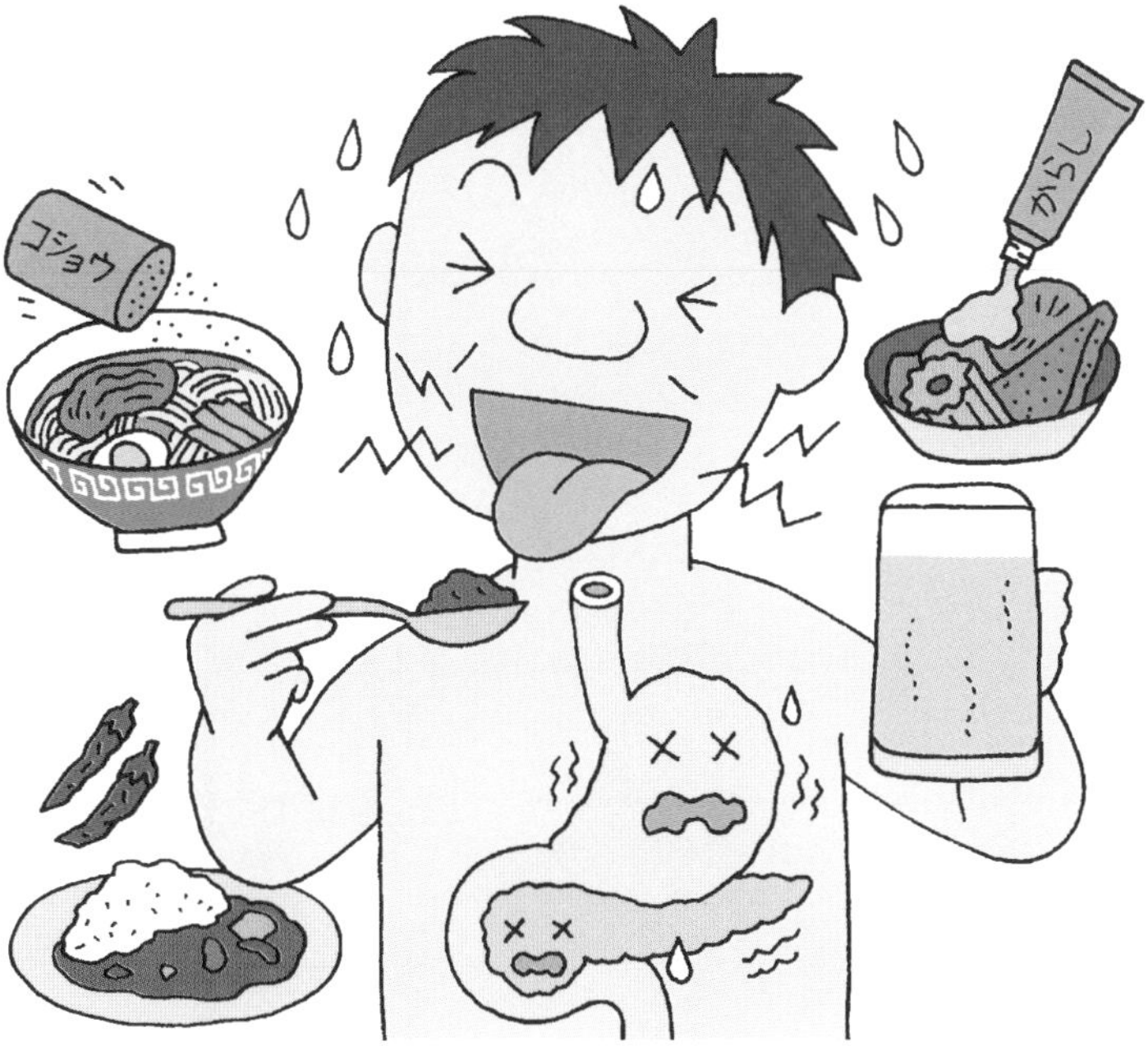

適度な辛味は食欲増進や血行がよくなるなどよい面もあるが、度を超した辛味は胃、すい臓、小腸、大腸などの消化器官に負担をかける。他に気管支を刺激して咳や息切れを誘発することもある。

刺激の強い食品の例

- タバスコ
- 赤・青トウガラシ
- カレー粉
- ワサビ・カラシ
- ハバネロなどの香辛料
- アルコール類
- コーヒー・紅茶、ウーロン茶
- 酢
- 塩味の濃いもの
（たくわん、つくだ煮など）

食事

糖尿病を予防する食生活

糖尿病のリスクになりそうな献立や食べ方を改める。

2型糖尿病は、血液中に血糖（ブドウ糖）が増える病気です。すい臓から放出されるインスリンに対して筋肉や脂肪細胞の反応が鈍くなり、体内でインスリンが円滑に働かなくなるために起こります。放置するとやがて重大な合併症を招きます（80ページ）。

原因は遺伝的な素因の他に、食生活の乱れや運動不足による肥満などがあります。2型糖尿病は様々な合併症だけでなく、すい臓がんの発症リスクとしても知られていますので、予防と治療はしっかり行いたいものです。

糖尿病の予防は、まずは食生活の見直しです。早食いや大食いは急激に血糖値が上昇します。また、満腹感が得にくく食べすぎてしまいます。ごはん＋麺類など、炭水化物の重ね食いは高血糖につながります。外食のセットメニューによくあるので、注意しましょう。

また、就寝前に食事や間食をすると、寝ている間も血糖値は高いままです。食事は就寝する2～3時間前に済ませるようにしましょう。

糖尿病予防の食事のポイント

❶ 栄養バランスのとれた食事

食事は主食、主菜、副菜の定食風が◎。炭水化物、たんぱく質、ビタミン、ミネラル、カルシウムの多い食品をバランスよく。油は動脈硬化予防のためにも不飽和脂肪酸（129ページ）を含む植物油（魚油も含む）がおすすめ。砂糖のとりすぎにも注意する。

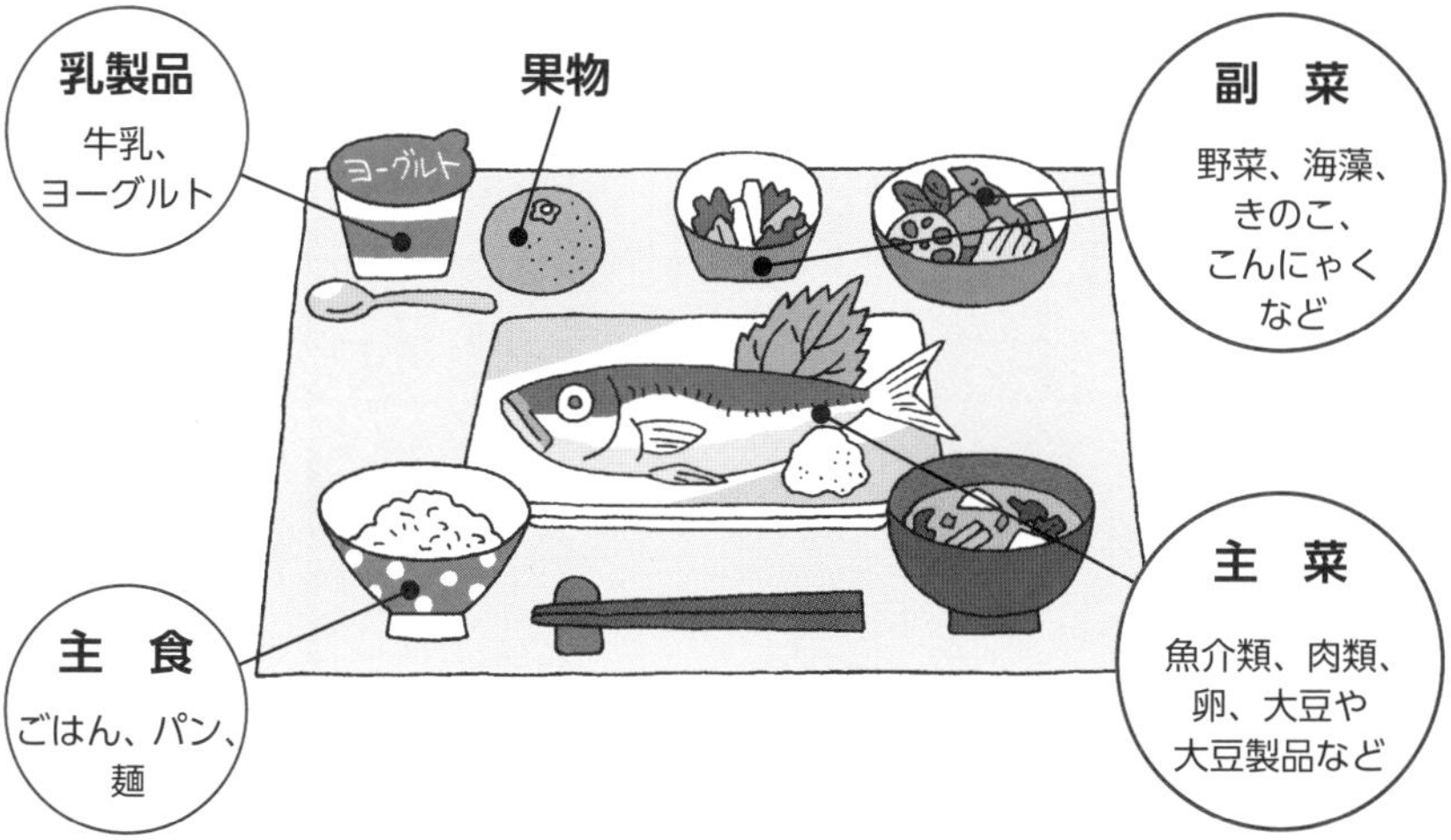

❷ 3食を規則正しく

朝食抜きや、食事間隔の空きすぎは血糖値の急上昇を招くので控える。外食は高脂肪、高糖質の料理も多く栄養バランスが乱れがち。外食するときは油分や糖分のとりすぎに注意して、肉・魚、野菜、乳製品など多くの食品を使った料理を上手に選ぶとよい。

❸ 食べすぎない

満腹感は、食事をして血糖値が上昇したことを脳の満腹中枢が感知し、「お腹いっぱい」という指令を出すことで得られる。早食いすると満腹中枢が感知する前に次々と食べ物が入るため、過食になる。対策は、ゆっくり噛んで食べること。また、野菜、おかず、ごはんの順番で食べると急激な血糖値の上昇が抑えられるといわれる。

運動

週3回程度の運動で生活習慣病を防ぐ

継続した運動は、血糖値の上昇を防ぎ、糖尿病を予防する。

運動して体を動かすと筋肉を働かせるためのエネルギー源としてブドウ糖が利用され、血糖値が下がります。また継続的な運動により筋肉の活動量が上がり、インスリンの働きが改善されます。それが結果的に糖尿病の予防につながります。

運動といっても、ランニングなどハードなものではなく、ウォーキングなどの軽い運動です。これらは「有酸素運動」と呼ばれる運動で、体内に十分な酸素を取り入れて脂肪を燃焼させます。

有酸素運動は、1回に20～30分で、週に3回程度、無理のない程度で構いません。運動の強さは、軽く息が上がる程度で、わきの下にうっすら汗をかけば十分です。また軽い運動を継続すると、適度な筋肉がつき、それにより基礎代謝が活発になり、自然と太りにくくなります。

他にも、血液循環の改善、肺機能の上昇、ストレス解消、良質な睡眠など、体によい効果がたくさんあり、生活習慣病全般の改善になります。有酸素運動は無理なく楽しみながら、細く長く続けましょう。

軽い運動の継続で糖尿病を予防する

有酸素運動の例

「天気がよくて暖かい日はウォーキング、寒い日、暑い日、
雨の日は屋内で体操」というように、運動を使い分けても。

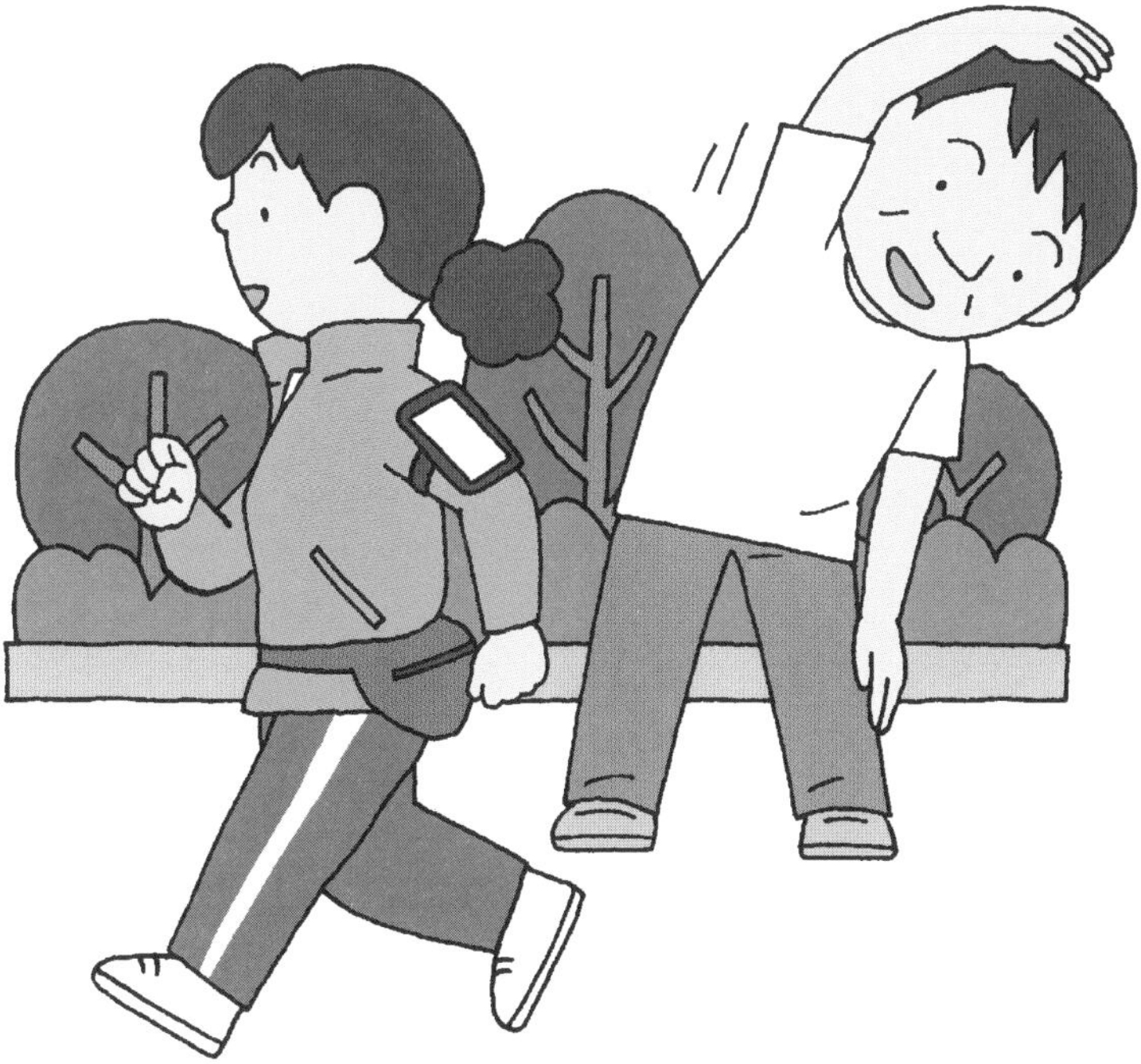

ウォーキング

ウォーキングに出かけるときは、脱水にならないように必ず水やイオン飲料などを持参して、途中で水分補給をする。必ず歩きやすい靴で、凸凹の少ない地面を歩き、ケガのないように注意。

体　操

ラジオ体操など、リズムに合わせて楽しくできる体操もよい。肩、腰、ひざなどに痛みのある方は無理しないで、できる動きを選ぶ。

慢性疾患や関節など整形外科的な疾患により運動を制限されている方は、必ず医師と相談してください。

糖尿病の治療

治療の基本は食事・運動、薬物

専門的な治療を続け、血糖値を安定させる。

2型糖尿病にかかっている人は、食事療法、運動療法、薬による治療を受けます。これは概ね左ページのような流れになります。食事療法は、糖尿病専門医や管理栄養士による指導を受けるのが望ましく、治療を目的とした献立の立て方、食べる量や食べる順番などを教えてもらい、家庭で実践します。

運動療法は、食後1時間以内の「有酸素運動」「レジスタンス運動」(筋トレ)が推奨されていますが、ダンベル体操や腹筋などの筋トレより、ウォーキングなどの有酸素運動(139ページ)が勧められることが多いようです。ただし糖尿病の患者さんは運動が苦手な方が少なくありません。運動は継続が大事ですから食後の軽い散歩や、なるべく階段を使うなど、日常生活の中で楽しく、無理なく実践できる運動が提案されます。

なお定期通院では血糖値とHbA1c(ヘモグロビンエーワンシー)の数値や体重の推移を見ながら、糖尿病の進行状態によってはインスリン注射が検討されることもあります。

2型糖尿病の治療の流れ

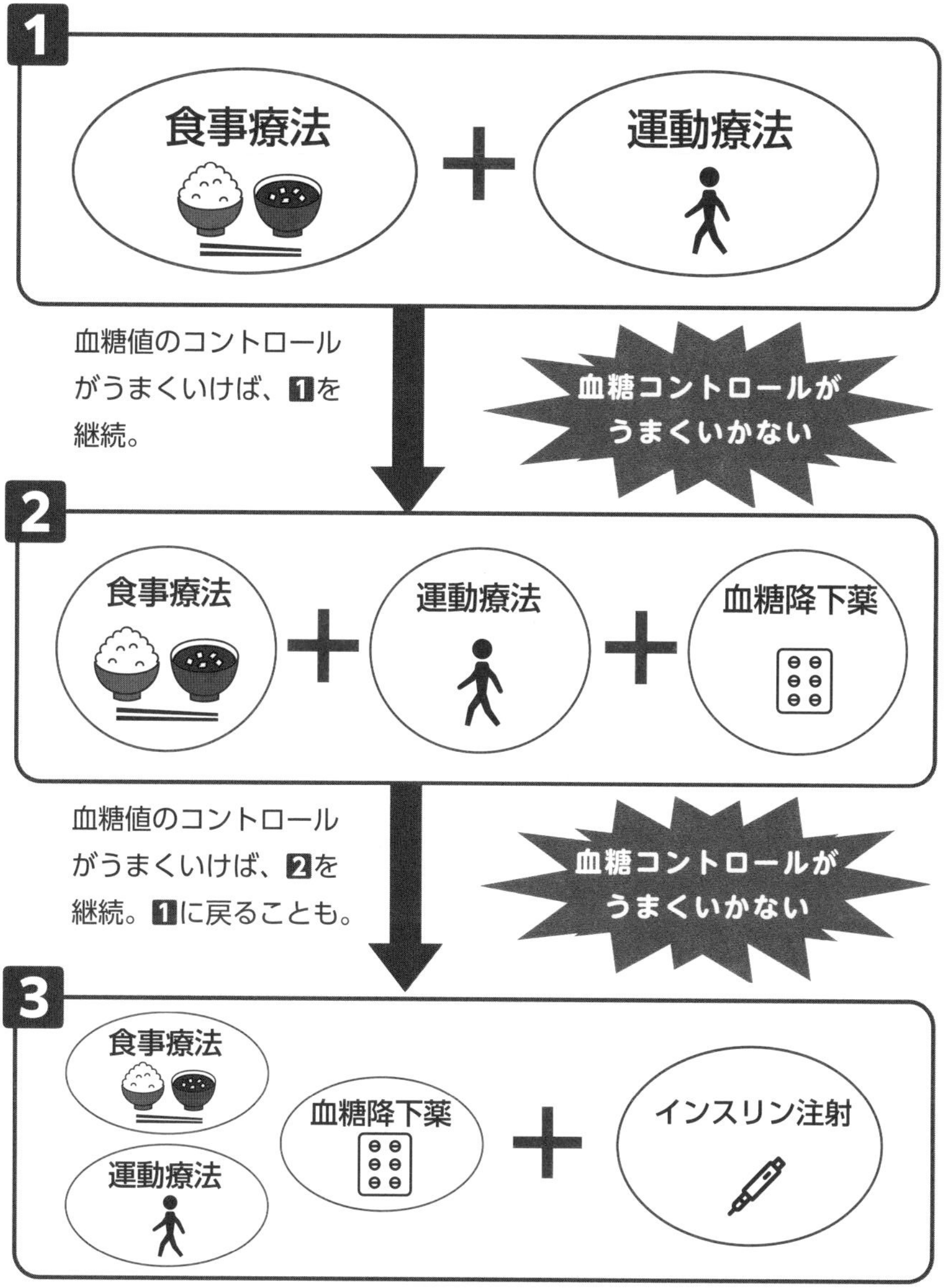
1
食事療法
運動療法
血糖値のコントロールがうまくいけば、1を継続。
血糖コントロールがうまくいかない
2
食事療法
運動療法
血糖降下薬
血糖値のコントロールがうまくいけば、2を継続。1に戻ることも。
血糖コントロールがうまくいかない
3
食事療法
運動療法
血糖降下薬
インスリン注射

インスリンを卒業できるように医師の指示を守りながら、食事・運動療法を継続する。

アルコール対策

お酒に強い人ほどすい臓を壊しやすい

お酒に強い人ほど適正飲酒を意識して、飲みすぎに注意を。

急性・慢性すい炎の原因の多くはアルコールです。アルコールですい臓や肝臓を傷める人のほとんどがお酒に強い人で、お酒に弱い人は内臓を傷めるほど飲めません。またアルコールにはやっかいなことがたくさんあり、一つは「耐性」で、これは飲めば飲むほど強くなり、酒量が増えることを意味します。二つ目が「アルコール依存」です（146ページ）。

厚労省の「健康日本21」（21世紀における国民健康づくり運動）では、純アルコールに換算して「一日平均60gを超える飲酒者」を「多量飲酒者」と定義し、アルコールに関連した健康問題の多くを引き起こしていると推定しています。

純アルコールで60gの目安とは、ビールなら500mLを3本以上、日本酒なら約3合以上です。

一方「節度ある適切な飲酒」を純アルコール換算で一日約20g程度とし、これはビールなら500mLを1本、日本酒なら1合程度です。

ただし女性や65歳以上の方は、さらに少ない酒量を推奨しています。

純アルコール約 20g の酒量

ビール

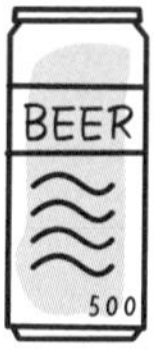

500mL（アルコール 5%）

日本酒

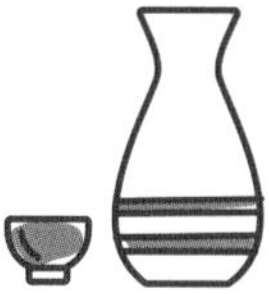

180mL（アルコール 14%）

ウイスキー

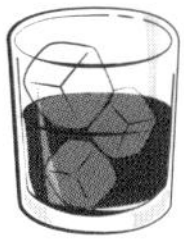

60mL（アルコール 40%）

ワイン

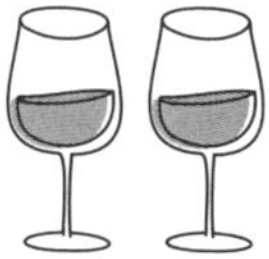

200mL（アルコール 14%）

チューハイ

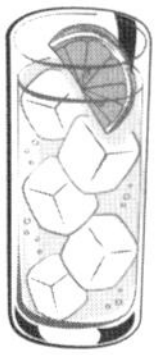

350mL（アルコール 7%）

焼酎

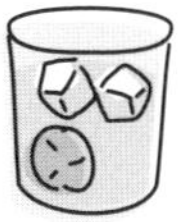

100mL（アルコール 25%）

※アルコール度数と酒量は概算です。

酒に強い＝病気のリスクは高くなる

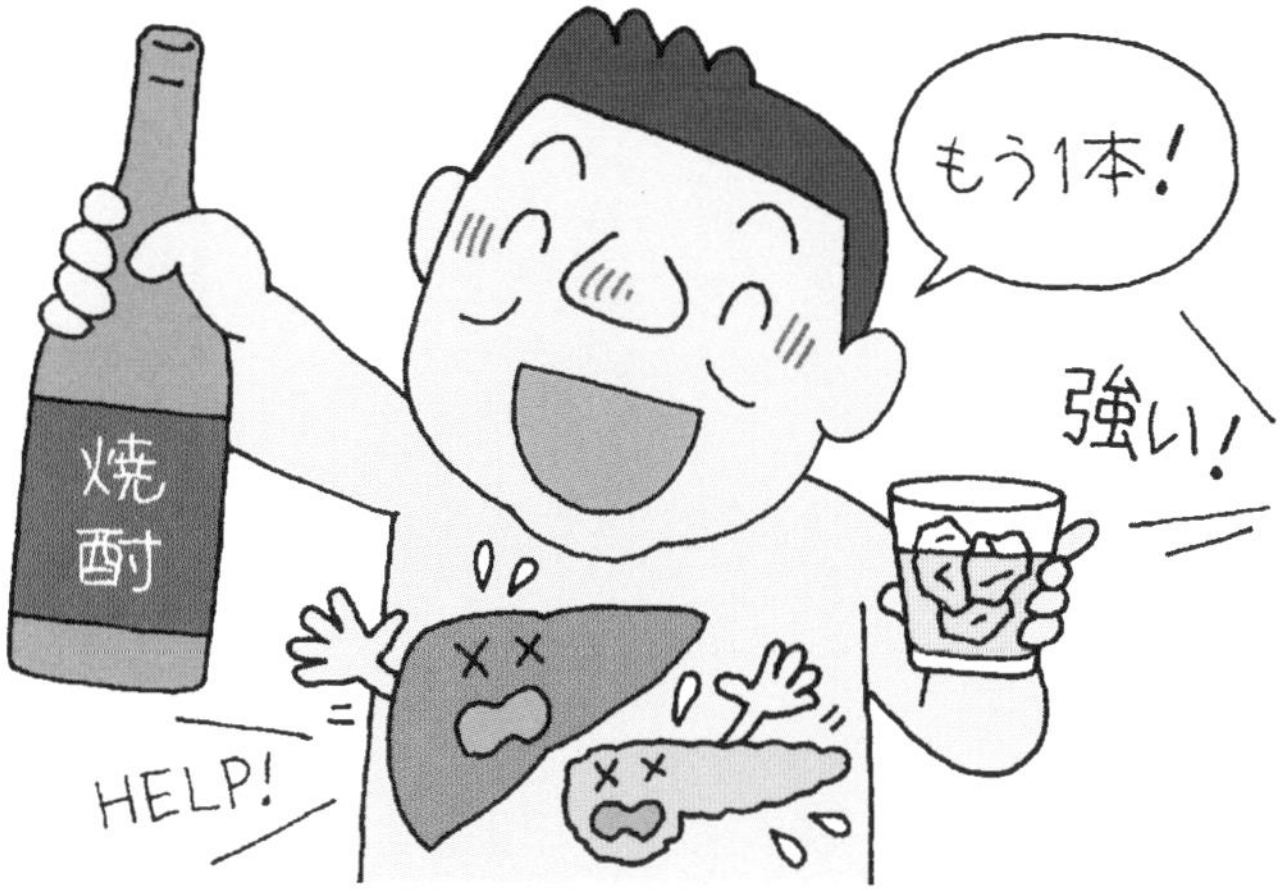

アルコール依存症、アルコール性肝炎、アルコール性肝硬変、急性すい炎、慢性すい炎、糖尿病、すい臓がん、咽頭がんなど、慢性的な大量飲酒が一因になる病気は多い。

アルコール対策

上手なお酒の減らし方

断酒が無理なら、酒量を減らす減酒から始める。

「お酒はときどきたしなむ程度」なら問題ありませんが、例えば「飲み会は毎回酔いつぶれるまで飲む」という場合、急性すい炎のリスクも高いですし、長期間の大量飲酒は慢性すい炎の原因になります。「お酒に強く酒席の誘いが多い」「いつも家族に飲みすぎを指摘される」。こうしたことが思いあたる方は「きっぱり断酒」が難しければ、体のためにお酒を減らす「減酒」から始めましょう。

お酒は空腹のほうが美味しく感じ、たくさん飲めてしまいますので、「晩酌が日課」という方は、先に食事を済ませると酒量が減ります。晩酌にノンアルコール飲料などを取り入れるのもよいでしょう。

飲み会については、「酒より食事」と楽しみ方を変える、夜に趣味や習い事の予定を入れて飲み会の出席を減らす、飲み会に出席したときはノンアルコール飲料に徹するなど、様々なやり方があります。

定期的に血液検査を受けて、肝機能やすい臓機能の数値をチェックすることも酒量のコントロールにつながります。

お酒を減らすための工夫の例

先に食事をする

晩酌前に食事をすると飲酒欲求が軽減する。またテーブルに、塩辛、酒盗、チーズなど酒の肴になるものは置かない。

ノンアルコール飲料を活用

例えば晩酌が「缶ビール350mL1本＋日本酒1合」なら、ビールをノンアルに変える。飲み会もノンアル飲料やソフトドリンクをメインにして料理を楽しむ。

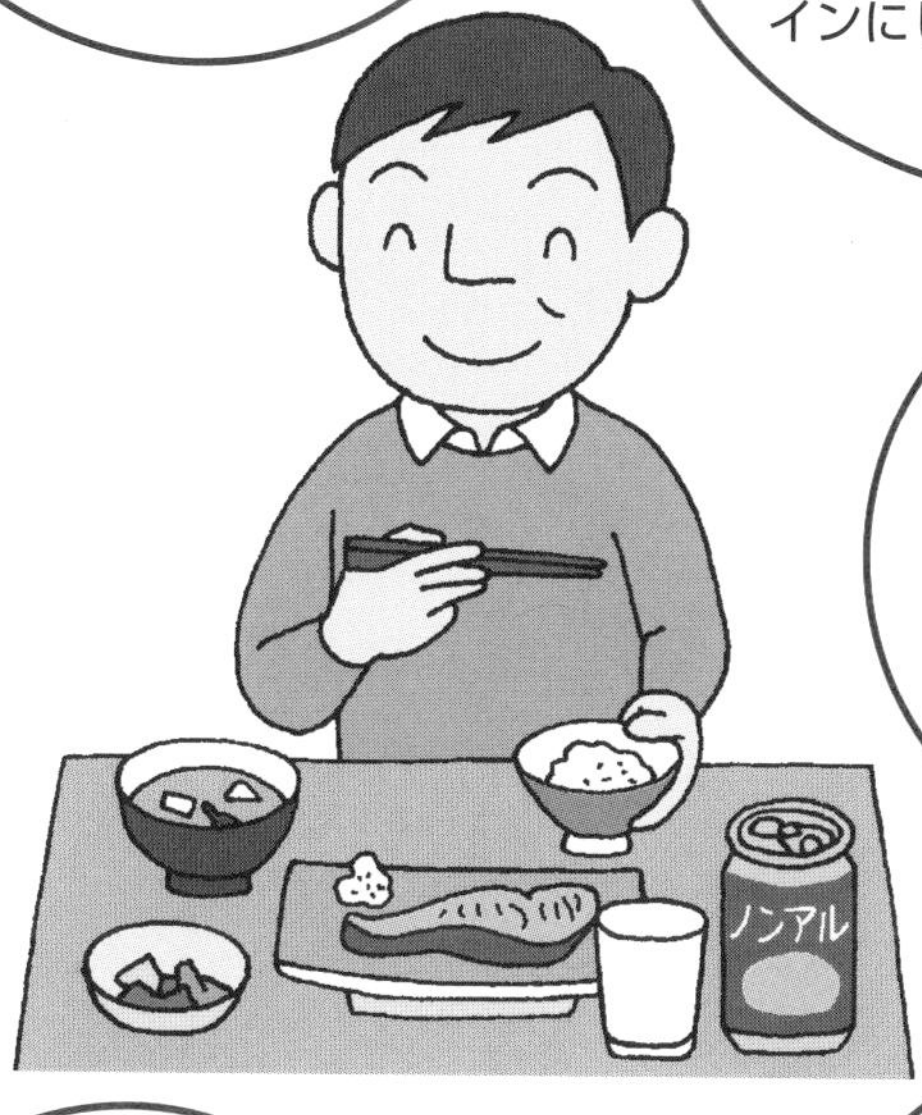

趣味や習い事を始める

お酒を飲むよりも楽しく、夢中になれることを始める。

会食はお酒を飲まない友達と

会食相手が飲めないと、自然と酒量は減る。

お酒を買い置きしない

「箱買いのほうが安い」「大ボトルのほうが割安だから」は、大量飲酒の温床に。ストック酒は置かない。

アルコール対策

すい臓の病気は断酒が原則

急性・慢性すい炎の原因の多くがアルコールで、治療の絶対条件はお酒を断つことです。断酒ができずに飲み続けると、やがてすい臓は機能しなくなり、すい性糖尿病（72ページ）を発症したり、すい臓がん（86ページ）になったりする危険が高まります。

ところが治療を困難にするのがアルコール依存で、すい臓や肝臓が悪くなり、かかりつけ医に「このままお酒をやめなければ、のちに大変なことになります」と言われても、がまんできずにお酒に手が伸びてしまうのは、脳がアルコールに支配されているため。つまりアルコール依存が形成されている状態です。

人によっては医療の力を借りた断酒が必要に。

ドクターストップがかかっているのにお酒がやめられないのは命に関わる問題です。自分一人の力で何とかしようとしないで、アルコール専門の精神科医に相談し、医療の支援を受けながら断酒を進めましょう。

場合によっては、かかりつけ医がアルコール専門医を紹介してくれることもあります。

医療の力を借りて断酒する

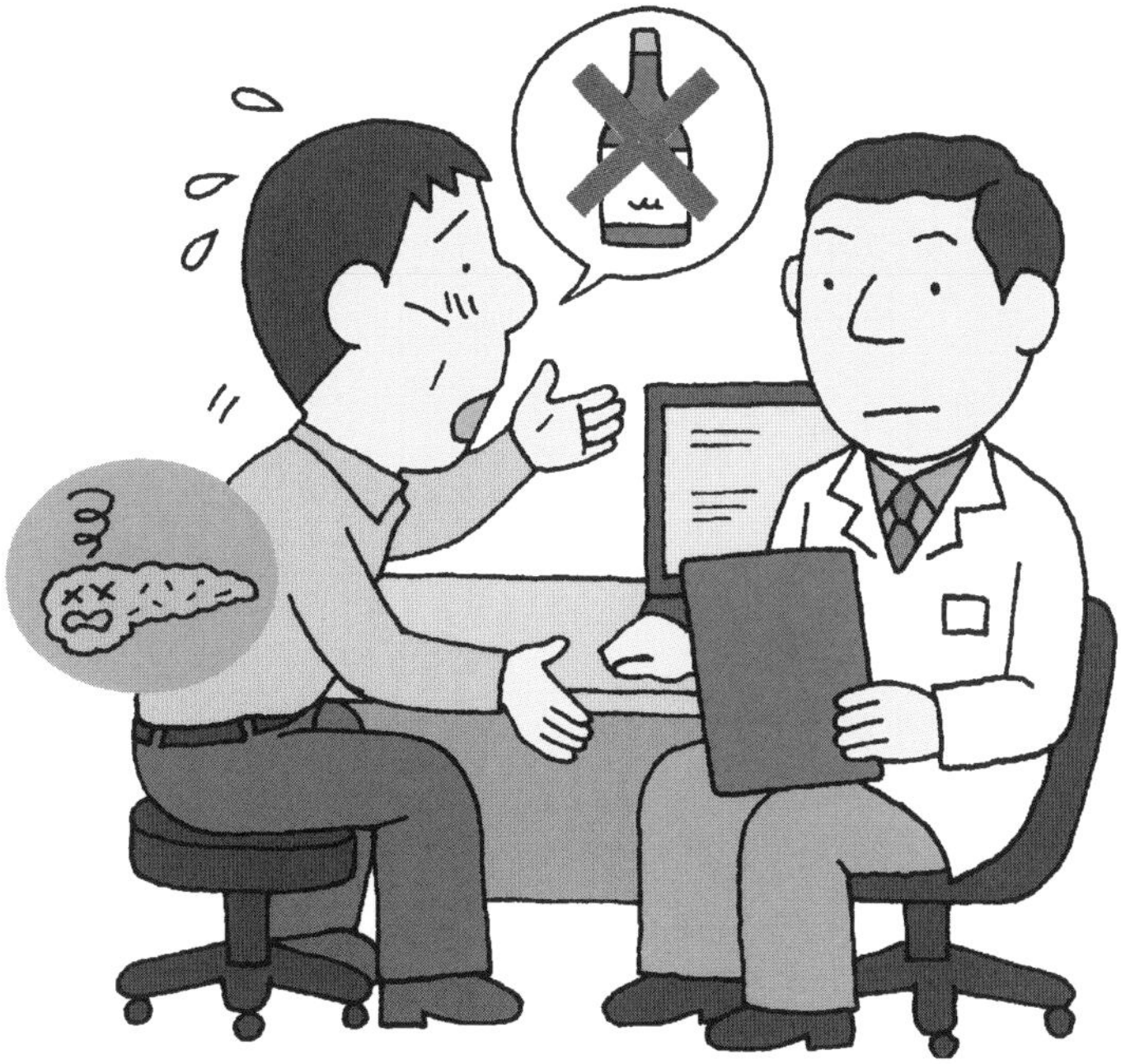

アルコール依存が進んでいると、自力での断酒は困難。アルコール依存を治療する精神科医に相談し、適切な治療を受けながら断酒する。

定期的に通院

医師の判断で断酒補助薬が処方されることもある。代表的な断酒補助薬には、アルコール依存における飲酒量の低減目的の「ナルメフェン」（商品名：セリンクロ、服用は1日1回まで）、断酒維持の補助目的の「アカンプロサート」（商品名：レグテクト、1日3回服用）などがある。

アルコール依存症の自助グループに参加

同じ問題を抱える仲間や支援者とともに、アルコール依存の背景にある問題を解決しながら断酒する。アルコール専門医に紹介されることも多い。「断酒会」（全日本断酒連盟）、「AA」（アルコホーリクス・アノニマス）などがよく知られている。

喫煙の影響

喫煙はあらゆるがんのリスクに

吸う人だけでなく、吸わない人にも健康被害をもたらす。

喫煙がもたらす健康被害は計り知れず、これは喫煙者の周囲で副流煙《ふくりゅうえん》（タバコが燃えるときに出る煙）を吸い込む非喫煙者にも及びます。

タバコには約５３００もの化学物質が含まれ、そのうち約70種類が発がん物質です。タバコを吸うとこれらの有害物質が口から気管支を通って肺に到達。血液に乗って臓器に運ばれて、様々な種類のがんの原因を作ります。

喫煙者のすい臓がんの発生リスクは非喫煙者の1.7〜1.8倍で、一日の喫煙本数と喫煙期間に相関して増加し、禁煙してからの期間が長いほど減少すると報告されています。

また肥満や糖尿病など他の危険因子がある場合、さらにすい臓がんの発症リスクを増加させるといわれます。

喫煙は発がんの他に、血圧を上げて動脈硬化を促進し、狭心症、心筋梗塞、脳梗塞や脳出血のリスクを上げ、肺に炎症が起こり呼吸がしにくくなる慢性閉塞性肺疾患（ＣＯＰＤ）を起こすなど、様々な病気の原因になります。

喫煙者がなりやすいがんの種類

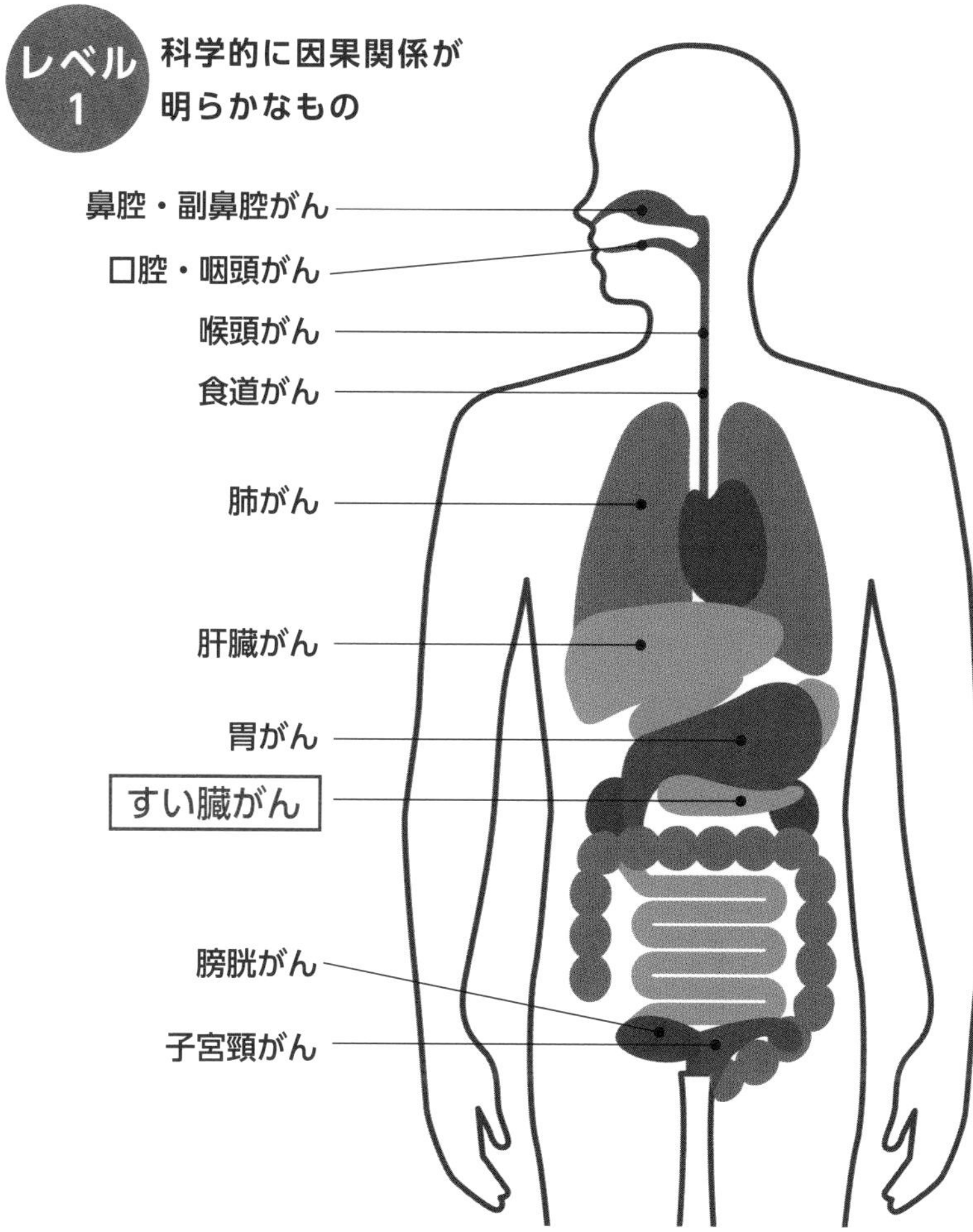

がん以外の健康影響（レベル１） ※抜粋

- 大人＝脳卒中（脳梗塞、脳出血、くも膜下出血）、虚血性心疾患（狭心症、心筋梗塞）、慢性閉塞性肺疾患（COPD）、２型糖尿病、歯周病
- 子ども＝喘息
- 妊娠・出産＝低出生体重・胎児発育遅延、乳幼児突然死症候群（SIDS）

出典：喫煙と健康　喫煙の健康影響に関する検討会報告書
（平成 28 年 8 月／厚生労働省）

禁　煙

禁煙補助薬を利用する

ニコチンガムやパッチを用いたニコチン置換療法も有効。

タバコの代表的な有害物質には「ニコチン」「タール」「一酸化炭素」の3つがあり、喫煙が体に悪いとわかっていてもやめられないのは、ニコチンによる依存が形成されているためです。

タバコを吸ってニコチンが脳に到達すると「ドパミン」と呼ばれる神経伝達物質が分泌され、快感をもたらします。ところが時間とともに体内のニコチンが減ると、イライラしたり集中力が低下したりする離脱症状が起こり、ニコチンを補給しようと再びタバコを吸います。

ストレス解消のつもりでタバコを吸っていても、実はニコチン切れがイライラの原因を作っている場合が多いのです。

今は禁煙に市販のニコチンガムやパッチなどの禁煙補助薬を利用する方も増えています。これらはタバコの代わりにニコチンを摂取することで喫煙欲求を抑え、禁煙に導きます（ニコチン置換療法）。ただし、心臓の病気や脳血管障害などがあると使用できない場合もありますので、ニコチン置換療法を検討する場合、必ず薬局の薬剤師や医師に相談してください。

ニコチン依存のしくみ

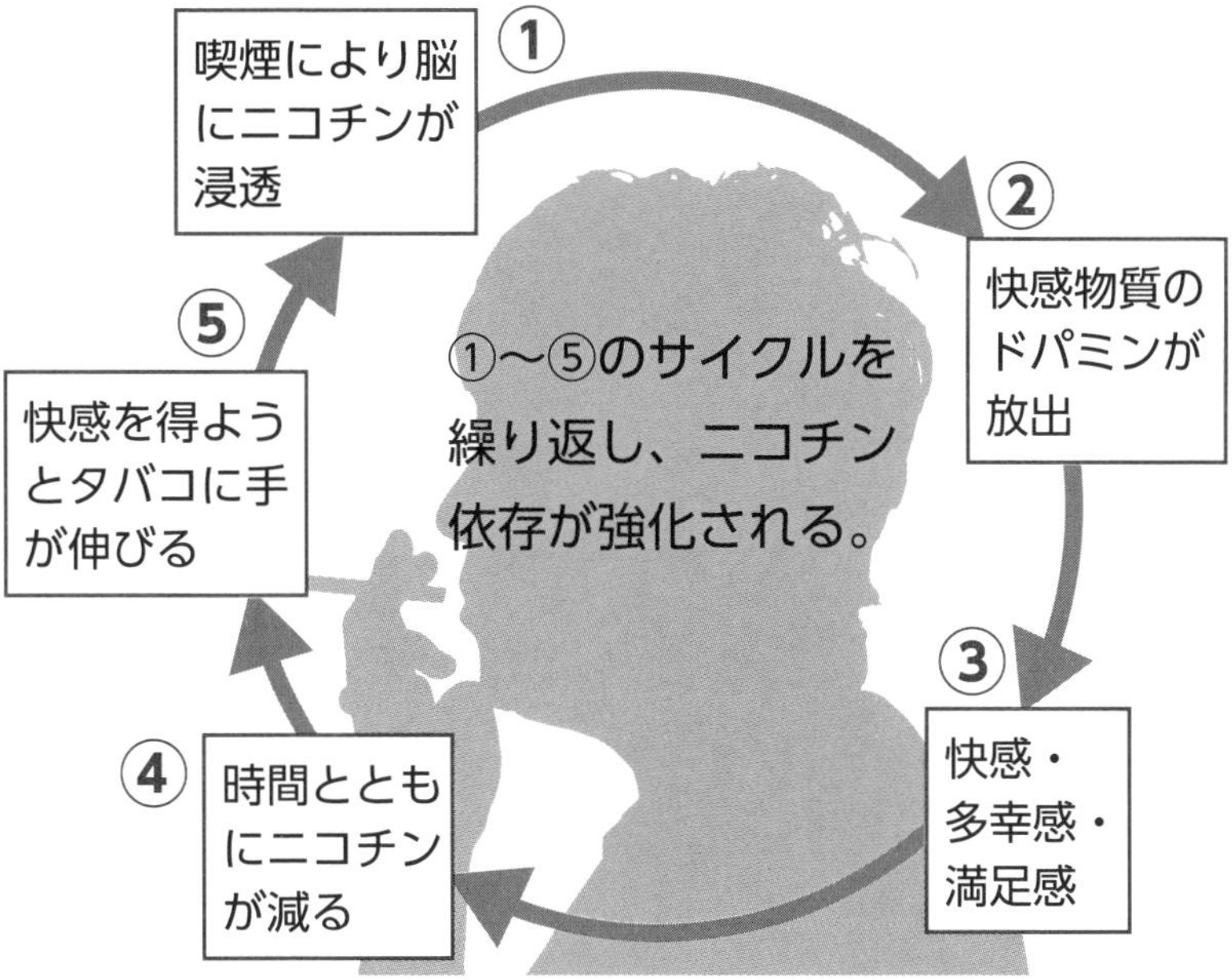
①
喫煙により脳にニコチンが浸透
②
快感物質のドパミンが放出
③
快感・多幸感・満足感
④
時間とともにニコチンが減る
⑤
快感を得ようとタバコに手が伸びる
①〜⑤のサイクルを繰り返し、ニコチン依存が強化される。

禁煙補助薬の種類と使い方

禁煙補助薬は、市販されているものと医療機関で処方されるものがあります（内服薬については 152 ページで解説）。

医療機関（禁煙外来）で処方される

薬局でも買える		
ニコチンガム	**ニコチンパッチ**	**内服薬**
タバコが吸いたくなったらニコチンを含んだガムを噛む（個数に制限あり）。	1日1回、お腹、背中、上腕などにパッチを貼り、皮膚からニコチンを吸収する。	バレニクリン（商品名：チャンピックス）。内服することでタバコに対する欲求を軽減。服用期間は 12 週間。

※ニコチン置換療法は、必ず医師・薬剤師の指導のもとで行うこと。禁煙外来については 152 ページ。

禁煙

禁煙外来に相談する

自力での禁煙に自信がない場合は、禁煙外来に相談を。

禁煙外来とは、禁煙治療を専門で行う外来です。保険診療で治療が受けられるのは、①ニコチン依存症に係わるスクリーニングテストでニコチン依存症と診断された、②35歳以上の場合、ブリンクマン指数（一日の喫煙本数×喫煙年数）が200以上、③すぐに禁煙を希望し、所定の手順書に則った禁煙治療の説明を受けて同意した、のいずれかの方です。

診療内容は、医師や看護師による禁煙指導と、ニコチンパッチや内服のバレニクリン（商品名：チャンピックス）などの禁煙補助薬の処方で、通常は初回から12週間にわたり計5回の通院プログラムによる禁煙を目指します。

また2020年には、喫煙への心理的依存を克服して禁煙する「ニコチン依存症治療アプリ及びCOチェッカー」も処方可能になりました（左ページ）。

「禁煙を考えているが、自力では無理」という方は、医療の力を借りるとよいでしょう。禁煙外来は、各自治体のホームページで検索すると探せます。

禁煙外来の概要

受けられる施設

- 地域の医療機関（禁煙外来を開設している医療機関は自治体のホームページに掲載）

受けられる期間

- 12 週間

費　用

- 所定の要件（右ページ①～③）のいずれかを満たせば、保険診療で受けられる。おおよそ 1 万 2,000 ～ 2 万円

主な治療方法

- 医師や看護師による禁煙指導
- 禁煙補助薬の処方
- ニコチン依存症治療アプリ及び CO チェッカーの処方（実施してない医療機関もある）

「ニコチン依存症治療アプリ及び CO チェッカー」とは？

個々に応じた禁煙指導が受けられるニコチン依存症治療アプリと、吐く息の中の一酸化炭素濃度から喫煙状況をモニタリングできる器械を組み合わせた製品。心理行動面から禁煙をサポートし、タバコがないと口寂しい、ストレス解消できないと思い込む心理的依存を克服し、禁煙に導く。またこれまで医療機関でしか受けられなかった呼気一酸化炭素濃度が自宅で毎日確認でき、患者も医師も禁煙状況がしっかり確認できる点もメリット。

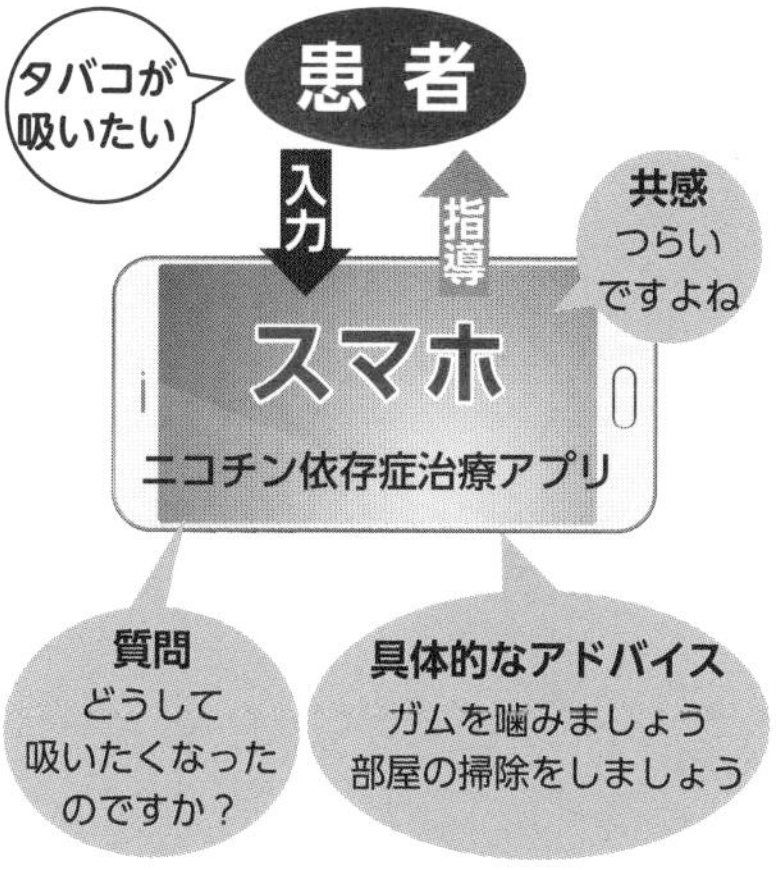

「ニコチン依存症治療アプリ及び CO チェッカー」を希望する場合は、受診を検討する禁煙外来に問い合わせを。

ストレス解消法

健康的な方法でストレス解消を

酒、タバコ、過食などではなく、心身を癒やす解消法を見つける。

「仕事のストレスを紛らわすために、毎晩大量に酒を飲んでいたら、慢性すい炎と診断された」

「緊張すると、その後必ずやたらと甘い物を食べすぎる。いずれ糖尿病になるのではないかと心配」

ストレスは飲酒量や喫煙量の増加、過食などのスイッチになり、間接的にすい臓の病気や生活習慣病の発症につながります。「疲れた」「つらいな」というときお酒をたくさん飲んだりタバコを吸ったりすると、結局、アルコールやニコチン依存のサイクルにはまり、心身の健康を害します。

ストレスは自分を癒やし、いたわる方法で発散するのがいちばんです。例えば軽い運動は、セロトニンやエンドルフィンなど、心の安定や気分をよくするホルモンの分泌を促す効果があります。

運動が苦手なら趣味に没頭するのもよいですし、音楽を聴いたり、映画を見たり、山や海など自然に触れたりしても癒やされます。自分に合ったやり方を見つけて、ストレスを解消しましょう。

ストレスのよい発散法と悪い発散法

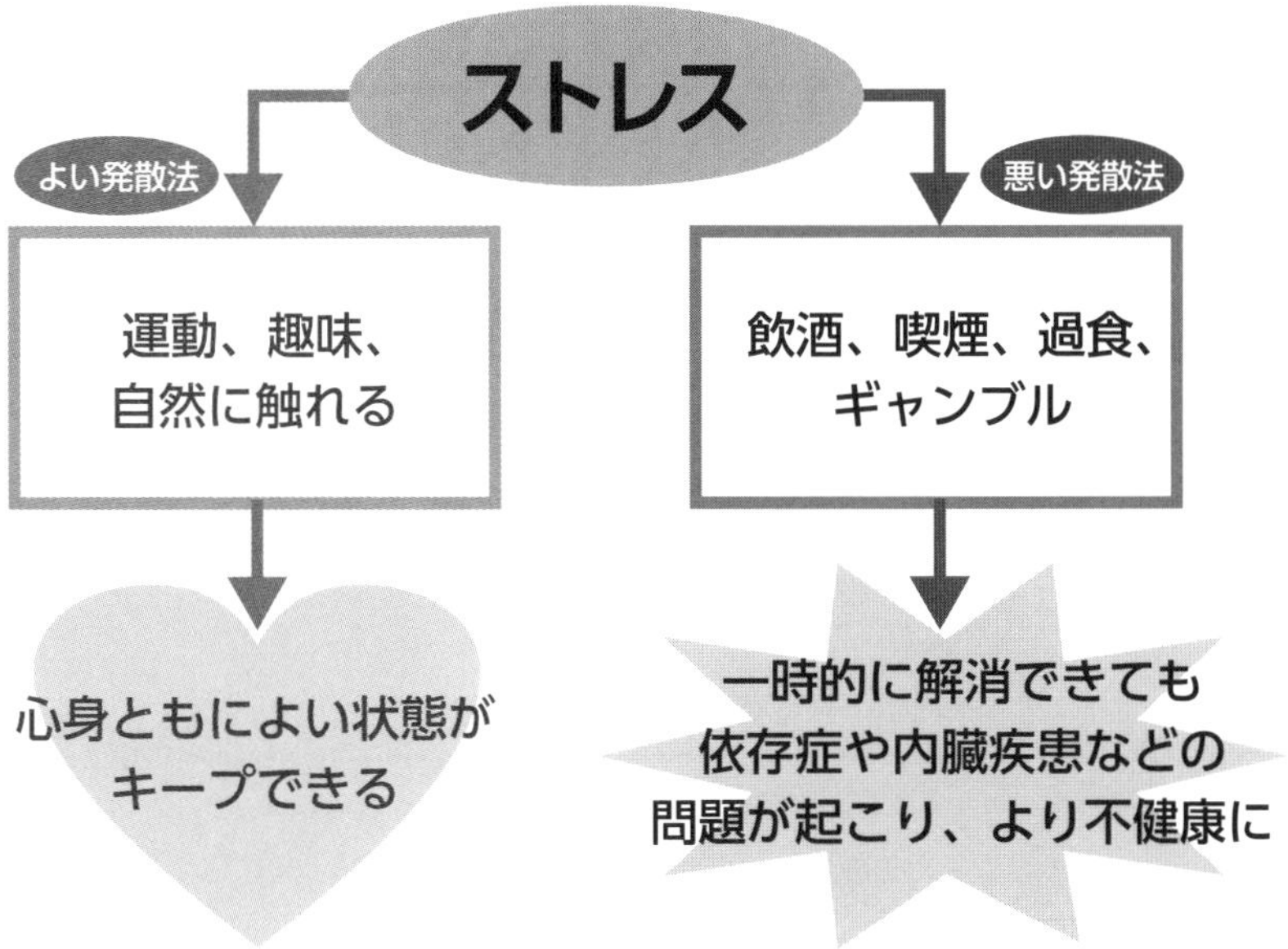

ストレス
よい発散法
悪い発散法
運動、趣味、
自然に触れる
飲酒、喫煙、過食、
ギャンブル
心身ともによい状態が
キープできる
一時的に解消できても
依存症や内臓疾患などの
問題が起こり、より不健康に

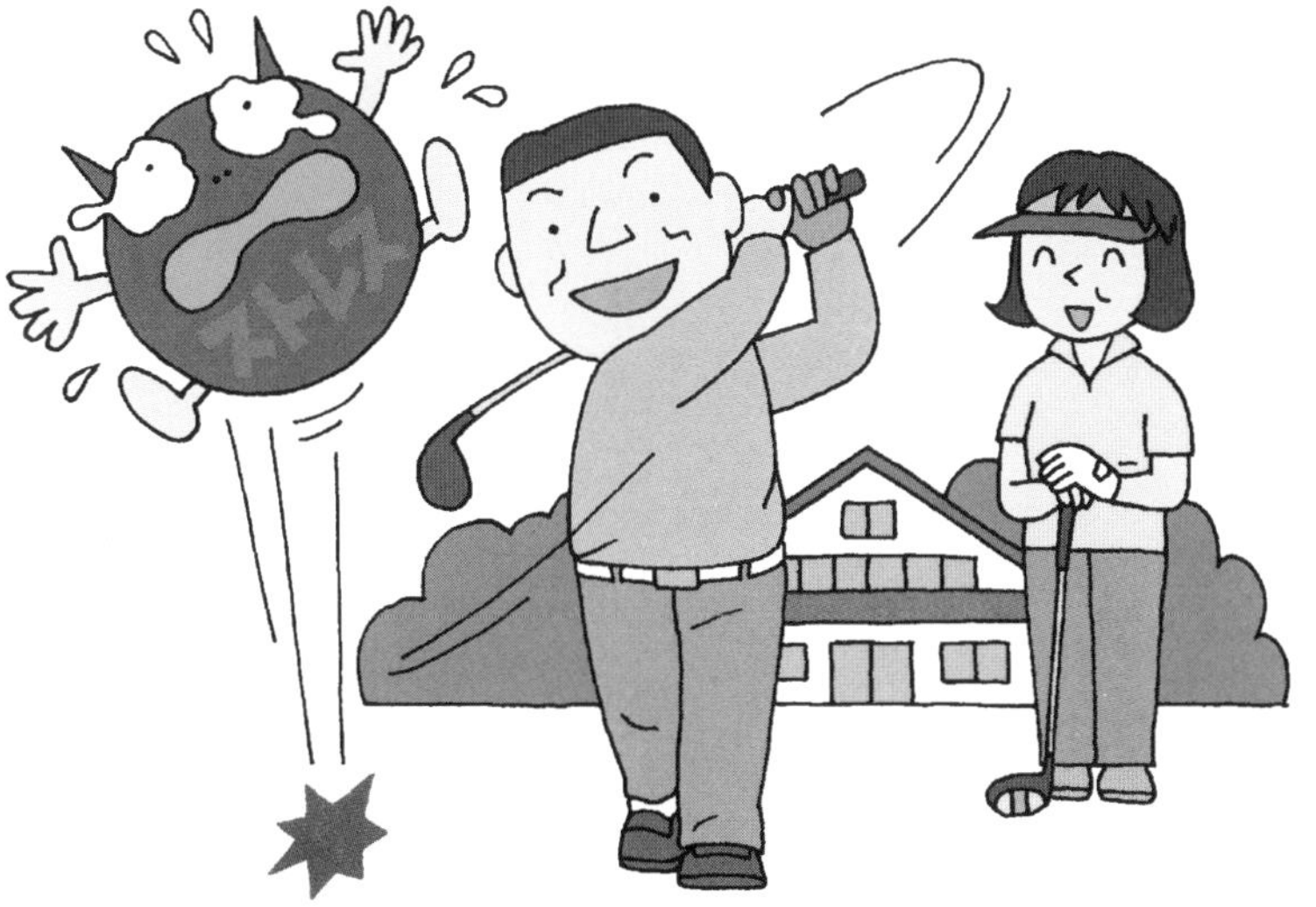

ストレス

好きなこと、興味のあることなど、自分に合った方法でストレス解消を。また、しっかり睡眠をとって心と体を休めることも大切。

な行

は行

ま行

や・ら行

■参考文献

『膵癌診療ガイドライン（2019 年版）』日本膵臓学会・膵癌診療ガイドライン改訂委員会編（金原出版）
『膵癌診療ガイドライン（2022 年版）』日本膵臓学会・膵癌診療ガイドライン改訂委員会編（金原出版）
『急性膵炎診療ガイドライン（2021 第 5 版）』急性膵炎診療ガイドライン 2021 改訂出版委員会編（金原出版）
『慢性膵炎診療ガイドライン 2021（改訂第３版）』日本消化器病学会編（南江堂）

た行

さ行

●索引●

数字・欧文

あ行

か行

●監修

上坂克彦（うえさか　かつひこ）

静岡県立静岡がんセンター総長。医学博士。専門は肝胆膵外科。1982年名古屋大学医学部卒業。南生協病院外科医師、国立がんセンター外科レジデント、愛知県がんセンター消化器外科副医長、名古屋大学第一外科助手、ハーバード大学留学、静岡県立静岡がんセンター肝胆膵外科部長、同副院長、同病院長を経て、2023年4月より現職。日本外科学会代議員・指導医、日本消化器外科学会評議員・指導医、日本肝胆膵外科学会評議員・高度技能指導医、日本膵臓学会評議員・指導医、日本胆道学会評議員・指導医、膵癌診療ガイドライン改訂委員会委員、胆道癌診療ガイドライン作成委員会委員などを歴任。

●staff
本文デザイン／株式会社あおく企画
イラスト／松本　剛
編集・構成／西宮三代（株式会社かぎしっぽ）

いちばんわかりやすい 図解 すい臓の病気

監　修　上《うえ》坂《さか》克《かつ》彦《ひこ》
発行者　深見公子
発行所　成美堂出版
〒162-8445 東京都新宿区新小川町1-7
電話(03)5206-8151 FAX(03)5206-8159
印　刷　株式会社フクイン

ISBN978-4-415-33302-1
落丁·乱丁などの不良本はお取り替えします
定価はカバーに表示してあります